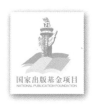

"十三五"国家重点图书出版规划项目
天津市重点出版扶持项目

国家出版基金项目
NATIONAL PUBLICATION FOUNDATION

"癌症知多少"

新媒体健康科普丛书

妇科肿瘤

丛书主编　樊代明　郝希山

主　编　周　琦

天津出版传媒集团
天津科技翻译出版有限公司

图书在版编目(CIP)数据

妇科肿瘤 / 周琦主编. —天津：天津科技翻译出版有限公司, 2022.3
("癌症知多少"新媒体健康科普丛书 / 樊代明,郝希山主编)
ISBN 978-7-5433-3896-8

Ⅰ．①妇… Ⅱ．①周… Ⅲ．①妇科病–肿瘤–诊疗
Ⅳ．①R737.3

中国版本图书馆 CIP 数据核字(2018)第 266835 号

妇科肿瘤

FUKE ZHONGLIU

出　　　版：天津科技翻译出版有限公司
出 版 人：刘子媛
地　　　址：天津市南开区白堤路 244 号
邮政编码：300192
电　　　话：(022)87894896
传　　　真：(022)87893237
网　　　址：www.tsttpc.com
印　　　刷：天津海顺印业包装有限公司分公司
发　　　行：全国新华书店
版本记录：710×1000　16 开本　14.25 印张　195 千字
　　　　　2022 年 3 月第 1 版　2022 年 3 月第 1 次印刷
　　　　　定价：48.00 元

丛书编委会

丛书主编

樊代明　　郝希山

丛书副主编

詹启敏　　于金明　　张岂凡　　季加孚　　王红阳　　赫　捷

李　强　　郭小毛　　徐瑞华　　朴浩哲　　吴永忠　　王　瑛

执行主编

王　瑛

执行副主编

支修益　　赵　勇　　田艳涛　　秦　茵　　陈小兵

插　画

张梓贤

编　者（按姓氏汉语拼音排序）

艾星浩　　巴　一　　白　冰　　包　旭　　卜　庆　　步召德

蔡清清　　曹　振　　曹伟新　　曹旭晨　　陈　璐　　陈　平

陈　伟　　陈　妍　　陈　艳　　陈　燕　　陈　宇　　陈翔翔

陈昌贤　　陈点点　　陈公琰　　陈金良　　陈警之　　陈凯琳

陈可欣　　陈茂艳　　陈倩倩　　陈田子　　陈婷婷　　陈小兵

陈晓锋　　陈晓燕　　陈永顺　　陈育红　　陈昱丞　　陈治宇

陈子华　　陈祖锦　　程　熠　　程亚楠　　迟志宏　　丛明华

崔云龙　　崔兆磊　　戴东　　丁　超　　董　丽　　董阿茹汗

董恒磊	杜娟	杜强	杜玉娟	段峰	段振东
范彪	范志松	方小洁	房锋	封磊	冯莉
冯敏	冯梦晗	冯梦宇	付强	高婕	高劲
高明	高申	高炜	高秀	高岩	高伟健
弓晓媛	宫本法	关海霞	关莎莎	郭志	郭婧瑶
郭姗琦	韩晶	何朗	何流	何毅	何帮顺
何江弘	何亚琳	和芳	贺斌	洪雷	侯秀坤
胡海涛	胡耐博	胡筱蓉	黄河	黄鼎智	黄慧强
黄金超	黄梅梅	黄敏娜	黄诗雄	黄文倩	黄育北
季科	季鑫	季加孚	季耘含	贾佳	贾晓燕
贾英杰	贾子豫	姜文奇	姜志超	蒋微琴	金辉
金希	金鑫	荆丽	井艳华	阚艳艳	康文哲
孔学	孔大陆	孔凡铭	孔雨佳	雷海科	黎军和
李方	李洁	李静	李力	李玲	李凌
李宁	李圆	李倩	李荣	李薇	李艳
李洋	李盈	李勇	李春波	李大鹏	李冬云
李昉璇	李国强	李海鹏	李虹义	李虎子	李慧锴
李慧莉	李家合	李嘉临	李建丽	李利娟	李萌辉
李姝颖	李维坤	李文桦	李文杰	李文涛	李小江
李小梅	李晓东	李勇强	李志领	李志铭	李治中
力超	梁峰	梁菁	梁金晓	梁晓峰	廖书恒
廖正凯	林宁	林源	林立森	林贤东	林晓琳
林仲秋	凌小婷	刘晨	刘昊	刘洁	刘珊
刘巍	刘妍	刘昭	刘兵城	刘博文	刘长富
刘东伯	刘东明	刘冬妍	刘端祺	刘合利	刘红利
刘宏根	刘慧龙	刘家成	刘嘉寅	刘俊田	刘凌翔
刘盼盼	刘荣凤	刘潇濛	刘晓园	刘筱迪	刘彦芳

刘艳霞	刘云鹤	刘云涛	刘志敏	卢仁泉	卢小玲
卢致辉	鲁苗苗	陆舜	陆苏	吕强	罗迪贤
马虎	马帅	马薇	马翻过	马福海	马蔚蔚
孟晓敏	牟睿宇	穆瀚	聂蔓	宁晓红	牛文博
潘杰	齐立强	齐文婷	秦磊	秦健勇	邱红
邱录贵	曲秀娟	瞿慧敏	饶群仙	任越	荣维淇
汝涛	单玉洁	邵欣欣	邵志敏	佘彬	申鹏
沈琦	沈倩	沈文斌	施咏梅	石晶	石燕
石汉平	司同国	思志强	宋晨歌	宋春花	宋天强
宋亦军	苏畅	孙婧	孙鹏	孙颖	孙彬栩
孙凌宇	孙现军	谭先杰	汤东	唐凤	唐丽丽
田艳涛	汪艳	王峰	王杰	王洁	王科
王莉	王龙	王飒	王潇	王欣	王鑫
王迎	王宇	王钊	王勐	王安强	王炳智
王丹鹤	王风华	王建祥	王建正	王晶晶	王景文
王军轶	王丽娟	王楠娅	王书奎	王舒朗	王晰程
王夏妮	王潇潇	王晓群	王园园	隗汶校	魏凯
魏立强	魏丽娟	魏述宁	魏松锋	闻淑娟	邬明歆
吴楠	吴琼	吴尘轩	吴航宇	吴小华	吴晓江
吴延升	吴胤瑛	伍晓汀	武强	夏奕	向阳
肖健	肖莉	肖书萍	谢玲玲	信文	邢金良
邢晓静	熊斌	熊青青	徐泉	徐彦	徐慧婷
徐瑞华	徐晓琴	许红霞	闫东	严颖	颜兵
杨波	杨丹	杨航	杨敏	杨合利	杨隽钧
杨李思瑞	杨佩颖	杨伟伟	杨子鑫	姚剑峰	叶枫
易丹	易峰涛	易树华	尹玉	尹如铁	尤俊
于歌	于海鹏	于仁文	于晓宇	虞永峰	袁航

运新伟	翟晓慧	战淑珺	张 斌	张 帆	张 红
张 寰	张 慧	张 霁	张 娇	张 晶	张 龙
张 蕊	张 倜	张 伟	张 欣	张 雪	张 瑶
张广吉	张国辉	张海波	张宏艳	张建军	张丽丽
张凌云	张梦迪	张青向	张汝鹏	张师前	张炜浩
张潇潇	张小田	张玄烨	张雪娜	张瑶瑶	张一楠
张玉敏	张跃伟	张蕴超	张梓贤	赵 静	赵 峻
赵 坤	赵 群	赵 婷	赵 玮	赵 勇	赵洪猛
赵敬柱	赵林林	赵志丽	郑 莹	郑传胜	郑华川
郑向前	支修益	只璟泰	周 晨	周 晶	周 岚
周 琦	周洪渊	朱津丽	朱晓黎	朱晓琳	朱颖杰
庄则豪	邹冬玲	邹燕梅	邹征云	左 静	

丛书前言一

匠心精品，科普为民

人类认识癌症的历史源远流长。无论是古希腊时期的希波克拉底，还是中国古代的《黄帝内经》等早期医学文献，都曾系统描述过癌症。20世纪下半叶以来，世界癌症发病人数与死亡人数均呈快速上升趋势，尤其是20世纪70年代以后，癌症发病率以年均3%～5%的速度递增。癌症已成为当前危害人类健康的重大疾病。

我国自改革开放以来，经济、社会、环境及人们的生活方式都发生了变化，目前正快速步入老龄化社会，这导致我国在肿瘤患者人数快速增长的同时，癌谱也发生了较大变化。在我国，发达国家高发的肺癌、乳腺癌、结直肠癌的发病率迅速上升，发展中国家高发的胃癌、肝癌、食管癌等的发病率亦居高不下，形成发达国家与发展中国家癌谱交融的局面，这给我国的肿瘤防治工作带来了较大挑战。

为了推动肿瘤科普精品创作，为公众和广大患者提供一套权威、科学、实用、生动的科普丛书，在中国科学技术协会的大力支持下，中国抗癌协会组织数百位国内肿瘤专家，集体编写了本套丛书。

丛书的作者都是活跃在我国肿瘤科普领域的专家，通过讲座、访谈、文章等多种形式为广大群众特别是肿瘤患者及其家属答疑解惑，消除癌症认知误区，推进癌症的早诊早治。他们的经验积累和全心投入是本套丛书得以出版的基础。

本套丛书满足了两方面的需求：

一是大众的需求。中国抗癌协会通过各地肿瘤医院、肿瘤康复网站、康复会、患友会等组织问卷调研，汇总常见问题，以保证专家回答的问题是读者最关心和最渴望知道答案的问题。

二是医生的需求。在日常工作中，临床医生要用很大一部分时间来回答患者一些重复率非常高的问题。如果能把这些问题汇总，统一进行细致深入的解答，以图书的形式提供给患者及其家属，不仅能为临床医生节省很多时间，同时也能大大提高诊疗的效率。

丛书的出版不是终点，而是一个起点。本套丛书将配合中国抗癌协会每年的世界癌症日、全国肿瘤防治宣传周等品牌活动，以及肺癌、乳腺癌关注月等各类单病种的宣传活动，通过讲座与公益发放相结合的形式，传播防癌抗癌新知识，帮助患者树立战胜癌症的信心，普及科学合理的规范化治疗方法，全面落实癌症三级预防的总体战略。

本套丛书是集体智慧的结晶。衷心感谢中国科学技术协会对丛书的鼎力支持，感谢百忙之中为丛书的编写投入巨大精力的各位专家，感谢为丛书出版做了大量细致工作的出版社编辑，也感谢所有参与丛书筹备组稿工作的中国抗癌协会秘书处的工作人员。

希望本套丛书的出版能为国家癌症防治事业做一份贡献，为大众健康谋一份福祉。

郝希山

中国工程院院士

丛书前言二

肿瘤防治，科普先行

一、肿瘤防治，科普先行

1.健康科普，国家之需求

2016年，习近平总书记在"科技三会"上指出，"科技创新、科学普及是实现创新发展的两翼，要把科学普及放在与科技创新同等重要的位置。"这是中央领导从国家发展战略高度对新的历史时期科普工作和科普产业发展的新部署和新要求。2017年，"健康中国"作为国家基本发展战略被写进十九大报告，报告明确提出"健康中国行动"的主要任务就是实施健康知识普及行动。

2.肿瘤科普，卫生事业之需求

恶性肿瘤的病因预防为一级预防；通过筛查而早期诊断，以提高肿瘤疗效为二级预防。世界卫生组织（WHO）认为，40%以上的癌症可以预防。恶性肿瘤的发生是机体与环境因素长期相互作用的结果，因此，肿瘤预防应贯穿于日常生活中并长期坚持。肿瘤预防在于降低发病率和死亡率，从而减少国家医疗资源的消耗，减轻恶性肿瘤对国民健康的危害和社会、家庭的经济负担。

3.肿瘤科普，公众之需求

大数据表明，在中国，健康与医疗科普相关词条占总搜索量57%。2017年国人关注度最高的10种疾病中，"肿瘤"的搜索量超过36亿次，跃居十大疾病之首，之后连续数年蝉联关注榜首位。这一方面说明公众对肿瘤科普有巨大需求，同时也反映了公众对癌症的恐慌情绪。一次次名人患癌事件、一段段网络泛滥的癌症谣言,时时处处诱发公众"谈癌色变"的心理。因此,消除癌症误区、建立正确的防癌观念是当前公民健康领域最重要的科普任务,肿瘤医学工作者责无旁贷。

4.肿瘤科普,患者之需求

恶性肿瘤严重威胁人类健康和社会发展。随着肿瘤发病率持续上升、患者生存期延长、个体对自身疾病的关注增加、患者参与诊疗决策的意愿不断增强,肿瘤科普已经成为刚性需求,涉及预防、诊疗、康复、护理、心理、营养等诸多领域。

5.肿瘤科普,大健康产业之需求

随着科普产业的进步和成熟,一批像果壳网、知乎、今日头条等科普资讯平台迅速发展壮大,成为国家发展科普产业的骨干力量。今天的科普产业正在走出科普场馆建设与运营、科普图书出版与发行、科普影视制作与传播、科普展教器具制作与展示等传统形式,迈向经济建设与社会发展更为广阔的前沿领域。科普的产业形态呈多元化发展,科普出版、科普影视、科普动漫与游戏、科普网站、科普旅游、科普会展、科普教育、科普创意设计服务等实体平台百花齐放。随着人口老龄化的加剧,肿瘤科普产业的规模正在不断扩大,这必将催生高水平多元化的科普产品。肿瘤防治,科普先行,利国利民。

二、科普先行,路在脚下

中国抗癌协会作为我国肿瘤学领域最重要的国家一级协会,在成立之日起,就把"科普宣传"和"学术交流"放在同等重要的位置,30多年来,在肿瘤科普工作中耕耘不辍,秉持公心,通过调动行业资源和专家资源,面向公众和患者广泛开展了内容丰富、形式多样的抗癌科普宣传。通过长期实践,协会独创出"八位一体"的科普组织体系(团队-活动-基地-指南-作品-培训-奖项-媒体),为我国肿瘤防治科普事业的模式创新和路径探索做出了重要贡献。

中国抗癌协会自1995年创建"全国肿瘤防治宣传周"活动,经过近30年的洗练,已成为肿瘤领域历史最悠久、规模和影响力最大、社会效益最好的品牌科普活动。养成良好的生活方式、早诊早治、保证有效治疗、提高患者生存质量等防癌抗癌理念逐步深入人心。从 2018 年开始，中国抗癌协会倡议将每年的 4 月 15 日设为"中国抗癌日"，并组织全国性的肿瘤科普宣传活动。

科普精品是科普宣传的最重要武器。中国抗癌协会的几代学者，传承接力，倾心致力于权威科普作品的创作，为公众和患者奉献了数量众多的科普精品。2012 年至今 10 年时间里，中国抗癌协会本着工匠精神，组织数百名专家编写了本套丛书（共 20 个分册），采用问答的形式，集中回答了公众及患者在癌症预防、诊疗中的常见疑问。目前本套丛书已入选"国家出版基金项目""'十三五'国家重点图书出版规划项目""天津市重点出版扶持项目"等多个项目，取得了良好的社会效益。

随着近年来临床新进展不断涌现，新技术、新方法、新药物不断应用于临床，协会牵头组织广大专家，将防癌抗癌领域的最新知识奉献给广大读者朋友，帮助公众消除癌症误区，科学理性地防癌抗癌，提升公众的科学素养，为肿瘤防治事业贡献力量。

书之为用，传道解惑。科普创作有四重境界，即权威、科学、实用、生动。我们只为一个目标：让癌症可防可控。

肿瘤防治，科普先行；科普先行，路在脚下。

中国抗癌协会理事长
中国工程院院士

前　言

　　妇科肿瘤是严重威胁我国女性健康与生命的一类疾病。妇科恶性肿瘤包括宫颈癌、卵巢癌、子宫肿瘤、滋养细胞肿瘤、阴道癌、外阴癌等，其中外阴、阴道、宫颈甚至子宫和卵巢的肿瘤，基本上均可通过妇科检查观察到或摸到，还可以通过筛查达到诊断癌前病变和早期治疗的目的。许多中国女性特别是农村女性，由于受传统观念影响羞于就诊，或考虑花销大不愿就诊，更谈不上定期的常规体检，直到症状明显、难以忍受，到医院就诊时常常已是疾病晚期，不但花费高，而且疗效差。所以，为了增强广大女性同胞的健康意识，实现早诊早治，需要医护人员高度重视，普及传播科普知识也是摆在我们面前的任务。妇科肿瘤的筛查及规范诊治可以提高疗效，防已病治未病。作为妇科肿瘤临床医生不仅要为患者提供既规范化又个体化的治疗方案，提高治疗效果，延长生存期，改善生活质量，还要增强大众的防癌意识，争取提早发现病变。做好科普工作，这是妇科肿瘤医生的责任。

　　以宫颈癌为例，在西方发达国家通过规范的筛查，宫颈癌的发病率尤其是晚期宫颈癌发病率逐年降低。在我国，虽然已经开展多种形式的筛查，但由于我国人口众多，经济水平有限，筛查普及面相对不够广，大众防癌意识不强，导致其发病率仍逐年升高，且有年轻化趋势。还有一些妇科恶性肿瘤患者因畏惧手术、放射治疗或化学治疗，选择逃避或放弃。因此，对广大女性朋友进行科普宣传，鼓励其定期进行正规的妇科检查，识别身体发出的异常信号，是目前预防妇科恶性肿瘤最简单且有效的措施。

鉴于此，中国抗癌协会妇科肿瘤专业委员会组织专家，以大众能读懂、看懂的问答形式编写了这本书。希望它能成为健康生活的倡导者和科普知识的传播者。希望科普宣传能改变人们不良的生活习惯，预防癌症发生，知道妇科肿瘤早期发现、早期诊断、早期治疗的重要性，阻断癌症发展途径。也希望患者在抗癌之路上并肩战斗，战胜癌症，造福更多家庭。

全书力求深入浅出，理论联系实际，科学不失通俗，尤其偏重实用，针对公众关心的问题，介绍妇科肿瘤症状、诊治方法，以及大众和患者关注的问题，同时紧跟医学发展的步伐，对近年进展较快的妇科肿瘤防治新技术、新进展进行了较全面的介绍。

我们希望本书既是一本传播科学知识、大众易读易懂的科普书，又是临床医生学习医患沟通方法的参考书。由于时间仓促，在编写过程中难免考虑不周，存在不足之处，希望读者谅解。

再次感谢所有参加编写的专家和为本书付出艰辛劳动的秘书唐凤，感谢中国抗癌协会学术部对我们的大力支持。

2021 年 12 月

目　录

第一章　妇科恶性肿瘤概述

第二章　妇科肿瘤预防

第三章　宫颈病变及宫颈癌

第四章　卵巢癌

第五章 滋养细胞肿瘤

第六章 外阴癌

第七章 阴道癌

第八章 妊娠合并妇科肿瘤相关问题

第一章

妇科恶性肿瘤概述

关于妇科恶性肿瘤,我们应该知道的

▶ 妇科恶性肿瘤的流行病趋势是怎样的?

妇科恶性肿瘤通常指女性生殖道的恶性肿瘤,常见的有宫颈癌、卵巢癌、子宫内膜癌和滋养细胞恶性肿瘤及其他生殖道恶性肿瘤。从中国最新的肿瘤登记报告来看,宫颈癌、卵巢癌、子宫内膜癌都在女性恶性肿瘤发病的前 10 位,严重威胁女性健康。其中宫颈癌发病率没有下降,而由于筛查的普及,就诊的早期病例增加,卵巢癌、子宫内膜癌的发病率也有上升的趋势。

▶ 妇科恶性肿瘤主要包括哪些?

常见的妇科恶性肿瘤包括宫颈癌、卵巢癌、子宫内膜癌、外阴和阴道癌,以及其他女性生殖道恶性肿瘤。

▶ 什么是肿瘤的三级预防?

许多人认为肿瘤是一种"命运",自己没办法控制肿瘤的发生。实际上并非如此,肿瘤的发生固然有遗传、基因等内因作祟,但 90%以上是外部环境导致的,流行病学研究发现,约40%的肿瘤是可以预防的。

肿瘤的预防可分为三级:一级预防是在肿瘤尚未形成时,通过健康教育、自我保健和健康保健来进行;二级预防是在肿瘤形成早期,早发现、早诊断、早治疗,防患于开端,防止肿瘤发展;三级预防是注重康复,目的是提高肿瘤患者治愈率、生存率和生存质量,通过规范化诊治方案,提

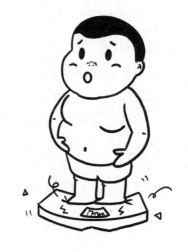

供康复指导,对肿瘤患者进行生理、心理、营养和锻炼指导。

世界卫生组织倡导积极发展长期的国家控制肿瘤战略,最根本的措施是消除或避免肿瘤的病因和危险因素,从而战胜肿瘤。肿瘤危险因素包括:人口老龄化、烟草、射线、某些化学物、病毒(如人乳头瘤病毒、乙肝和丙肝病毒、艾滋病病毒、EB 病毒和人疱疹病毒 8 型)和细菌(幽门螺杆菌)感染、肿瘤家族史、酒精(乙醇)、不良饮食、缺乏体育锻炼和肥胖等,其中许多因素是可以避免的。

▍▶ 妇科恶性肿瘤与年龄有何关系?

在各个年龄段,患妇科肿瘤的情况是不同的。知道这些,对女性朋友及时了解自己的身体状况很有帮助。

青春期(13~18 岁):主要以卵巢肿瘤为多见,其他肿瘤则很少见。所幸的是,青春期卵巢肿瘤以皮样囊肿最常见,而皮样囊肿是良性肿瘤。卵巢肿瘤中只有 10%~30%是恶性的。

生育期(18~45 岁):在此阶段,性生活、流产、分娩使阴道自净的防线崩溃,内生殖器和外界有了更多的疏通,细菌易于侵入,于是各种炎症骤起。子宫肌瘤、卵巢囊肿的发病率开始上升,但亦多属良性。这一时期,与妊娠有关的肿瘤,如葡萄胎、恶性葡萄胎、绒毛膜癌也是需要重视的。

更年期(45~50 岁):是卵巢功能逐渐衰退到最后趋向消失的过渡时期,而后是老年期,多指 60 岁以后。在此阶段,炎症已不多见,但却是肿瘤高发期。最重要的是几种恶性肿瘤的发病率明显提高, 请看几个数字:宫颈癌的高发年龄为 45~49 岁,子宫内膜癌高发年龄为 50~64 岁,卵巢癌的高发年龄为 50~60 岁,乳腺癌的高发年龄为 45~55 岁。更年期可谓是女性最常见癌症的肆虐之时。

▍▶ 宫颈癌的特点是什么?

"宫颈癌"大家听起来或许并不陌生,它也是女性最常见的肿瘤之一,顾名思义是指长在宫颈上的恶性肿瘤。

在我国,宫颈癌发病率有明显的地区差异,农村的发病率远高于城市,高原地区的发病率也远高于平原地区。目前已知,宫颈癌与人乳头瘤病毒(HPV)感染密切相关。宫颈癌高发年龄为 45~49 岁,但不表明其他年龄段就不会发生宫颈癌。根据肿瘤年报统计数据,宫颈癌有发病和确诊年轻化的趋势,小于 40 岁确诊的宫颈癌,称为年轻宫颈癌。

宫颈癌是为数不多的病因明确的恶性肿瘤。研究表明,大多数宫颈癌的病因为人乳头瘤病毒(HPV)持续感染。由于 HPV 感染宫颈导致癌前病变和宫颈癌有一个漫长的变化过程,所以有效治疗宫颈癌前病变就能够预防宫颈癌的发生,只要治疗及时,甚至可以避免晚期宫颈癌。由于宫颈的位置和有效的筛查方法,通过筛查比较容易发现宫颈癌前病变。因此,只要加强筛查,及时治疗,就可以杜绝宫颈癌的发生,所以宫颈癌也被称为最可能被人类征服的癌症。

▦▶ 卵巢癌有哪些特点?

卵巢癌是发生在卵巢的恶性肿瘤,通常指上皮性卵巢癌,是一种号称隐形杀手的女性恶性肿瘤。卵巢癌早期无症状,很难发现,到目前为止,卵巢上皮癌没有公认和确切的筛查方案,还是以阴道超声+肿瘤标志物检查为主。治疗以合理的手术与化学治疗为主。近年来,多药联合、多途径与靶向治疗等多手段结合的综合治疗使卵巢癌的治疗出现了曙光。但总的来说,由于发现晚,且容易复发,化学治疗易产生耐药,因此预后不良。提高卵巢癌治疗效果的途径是寻找早期诊断方法,以期早期发现,彻底手术和合理地选择化学治疗,减少耐药与复发。对于携带BRCA 基因的女性,主张制订筛查计划,可以早期发现,也可以在专科医生指导下在一定的年龄阶段预防性切除卵巢或输卵管。

▦▶ 何为子宫内膜癌?

子宫内膜癌也是常见的一种妇科恶性肿瘤,是指原发于子宫内膜的恶性肿瘤,高发年龄在围绝经期或绝经期。子宫内膜癌绝大多数为激素依赖型,与高雌激素水平有很大的关联。此外,肥胖、高血压、糖尿病也是此病的高危因素。子宫内膜癌也有部分为非激素依赖型,通常恶性程度更高,治疗较为困难,确诊时 90% 为 I 期,手术治疗效果较好。

妇科恶性肿瘤的主要病因 ✐

▶ 妇科恶性肿瘤常见的危险因素有哪些?

与其他恶性肿瘤的发生相同,妇科恶性肿瘤的危险因素主要包括个体因素、感染因素、生活因素和遗传因素等,其中年龄、孕产史、感染、生活习惯与妇科恶性肿瘤关系更为密切。

▶ 妇科恶性肿瘤发生的个体因素有哪些?

①精神因素:精神创伤、心理失衡、紧张、抑郁、暴躁等,可降低机体免疫力,使本来可被抑制的癌细胞活跃增殖。②年龄:良性肿瘤一般 30 岁为高峰,恶性肿瘤以 50 岁为高峰。③孕产:不孕及多产史均是导致妇科恶性肿瘤的不利因素。一般多产与宫颈癌发病相关,而不孕则会增加子宫内膜癌的发病概率。④肥胖:脂肪可使人储存雌激素,代谢减缓。体重超标 15%,患子宫内膜癌的危险性便会较常人增加 3 倍。⑤血型:在卵巢癌患者中,O 型血占 40%,A 型血占 44%。⑥其他疾病:慢性生殖道感染可使宫颈癌、阴道癌和外阴癌的发病率较正常人增加 10 倍。

▶ 感染与妇科恶性肿瘤有何相关?

妇科恶性肿瘤中与感染明确相关的是宫颈癌。我们先谈谈人乳头瘤病毒(HPV)。目前已发现 HPV 有数百种亚型,其中 13~15 种高危型与生殖道感染相关。在宫颈癌中高危型 HPV 检出率可达 99.8%;在外阴癌、阴道癌中检出率也很高。其次是单纯疱疹病毒(HSV)。在宫颈癌患者中,HSV 抗体阳性者为 83%,在宫颈炎中阳性者为 52%,在正常宫颈中仅 30% 为阳性。其他病毒还有人免疫缺陷病毒、人巨细胞病毒、风疹病毒、EB 病毒等,均可能与妇科恶性肿瘤的发病相关。另外,也有报道黄曲霉毒素衍生物可能导致卵巢癌。

▐▶ 生活习惯与妇科肿瘤有何相关?

大家都知道,不良的生活习惯与多种慢性病相关,妇科恶性肿瘤也不例外。归纳起来,与妇科肿瘤发病相关的有这些因素:①饮食及营养素:女性肿瘤中,60% 与饮食营养有关,如脂肪摄入过多,少维生素饮食,过量饮用咖啡等。②吸烟:吸烟与多种癌症发病相关,日吸烟 10~29 支的女性肿瘤风险增加近 2 倍,日吸烟≥30 支者则风险增加近 3 倍,被动吸烟者有近似的风险。③酗酒:过量饮酒不但对肝脏和消化道不利,也会增加妇科肿瘤的发病。④作息时间不规律:长期生活不规律和夜生活过多均是妇科恶性肿瘤高发的危险因素。⑤性行为、性传播疾病和男方因素:过早性行为将增加宫颈癌、葡萄胎的发病风险。⑥节育措施:口服短效避孕药有降低卵巢癌风险的作用。⑦缺乏身体锻炼和文体活动:缺乏锻炼易患子宫内膜癌。

▐▶ 遗传因素与妇科肿瘤有何相关?

目前认为,遗传因素约占妇科恶性肿瘤发病原因的 10%。在卵巢癌的病因中,与遗传因素有关的只占 2.5%~7%。这些患者可携带胚系突变型 BRCA 基因,属于遗传易感者。而上皮性卵巢癌患者中有 5%~20% 携带胚系突变型 BRCA 基因,其中 70% 为遗传性卵巢癌、乳腺癌综合征。遗传因素在子宫内膜癌中也占有一定比例,与遗传性非结直肠息肉综合征相关。

▐▶ 哪些人是妇科恶性肿瘤的高危人群?

对于宫颈癌高发地域,性生活过早、早育、多产、多个性伴侣和有不洁性生活的人,尤其应警惕宫颈癌。宫颈癌是最易被筛查发现的肿瘤,因此,35 岁以上女性应定期接受筛查。有高危因素的妇女应增加筛查频率。绝大多数会在疾病早期或癌前病变期被发现。

卵巢癌是最具威胁性的恶性肿瘤,高龄、未孕、曾使用促排卵药物以及有家族史的人群,其发病风险将增加。此疾病隐匿,所以一旦出现持续腹胀、腹痛、腹围增大等,需要及时就医,除外卵巢癌。绝经后持续存在的卵巢肿物或经观察持续大于 5cm 的卵巢肿物应考虑手术切除。

子宫内膜癌是围绝经期女性易患疾病。肥胖、不孕、未产、晚绝经、高血压、糖尿病、多囊卵巢综合征、雌激素使用者均是此病的高危人群。绝经前子宫内膜厚度大于 10mm,绝经后大于 5mm,应考虑行诊断性内膜活检。

针对有 BRCA 基因携带的女性,应进行遗传咨询,评估患妇科肿瘤的风险,与专业医务人员讨论预防性手术问题,减少妇科恶性肿瘤发生的风险。

妇科恶性肿瘤的早期发现

▋▶ 如何发现妇科恶性肿瘤的早期症状?

妇科恶性肿瘤在临床上以宫颈癌最为多见,其次为卵巢癌、子宫内膜癌,通常把这三种女性生殖道恶性肿瘤称为"妇科三癌"。我们把这三种妇科恶性肿瘤归纳为"血""水""块""胀"四个字作为危险信号。

(1)"血"就是阴道不规则流血。与月经周期无关,时多时少,可表现为夫妻同房时阴道出血,也可出现月经间期阴道出血、月经持续不干净或绝经后异常出血。

(2)"水"就是阴道流水或不正常的分泌物。有的妇女绝经期间内裤比较干净,但突然阴道出现流脓性分泌物,或洗肉水一样的分泌物,甚至有一种难闻的气味。这种现象可见于宫颈癌、子宫内膜癌及输卵管癌。

(3)"块"就是下腹部包块。有时患者无意中摸到下腹包块,部分女性会误认为是"腹肌"。如包块压迫膀胱会出现小便次数增多,如压迫直肠会引起大便不畅、便秘、便意感强等。这种情况可见于卵巢癌、输卵管癌及子宫肿瘤。

(4)"胀"即腹部胀痛不适。可表现为下腹胀或全腹胀、腹围增加、食欲缺乏、小便量少,部分患者误认为长胖,常见于卵巢癌及输卵管癌。这种现象一定要警惕,应尽早进行妇科检查。

▋▋▶ 如何看待生殖道 HPV 感染?

有的女性检查出 HPV 阳性,便非常担心会患宫颈癌。其实,尽管已知 HPV 感染是导致宫颈癌的主要危险因素,但 HPV 感染是大概率事件,女性一生特别是在性活跃期都有感染的可能,只有少数 HPV 持续感染者会发展到宫颈癌前病变,最终发展为浸润性宫颈癌。了解 HPV 与宫颈癌之间的关系,能减少不必要的恐惧心理。

▋▋▶ 所有的 HPV 都致癌吗?

不同的 HPV 有不同的致病性。根据其致癌风险,可将 HPV 划分为高、中、低危型。其中 13 种致癌类型为高危型 HPV:16、18、31、33、35、39、45、51、52、56、58、59、68,能引起 90% 以上的 CIN Ⅱ级病变。其中 HPV16、18 型可能导致 70% 以上的宫颈癌发生。虽然几乎所有宫颈癌都是 HPV 持续感染所引起的,但并非 HPV 感染就一定会致癌,只有持续感染才会有致癌风险。其次,感染 HPV 没什么症状,而且大多数情况下可自愈。某些类型的 HPV 感染会引发生殖器疣,引起生殖器疣的HPV 不会致癌。

▋▋▶ 为什么单纯 HPV 病毒感染不必治疗,发生病变后再治疗?

如果仅仅是 HPV 感染,液基薄层细胞学检查(TCT)和阴道镜检查无异常,宫颈无病变,通常不给予治疗,采取定期随访的方式。因为 HPV

感染可能是一过性的,可以被机体免疫系统清除。对于 HPV 感染没有明确的特效治疗药物,但可以采用抗病毒的药物治疗,比如干扰素。更重要的是要提高自身免疫力,如注意饮食、加强身体锻炼、保持规律的生活作息和愉悦轻松的心情。定期随访中,如 HPV 感染同时存在宫颈病变,则需要根据病变程度选择恰当的治疗方案。

▮▶ 哪些高危人群需要筛查?

进入 21 世纪,许多学者开始转变研究思路,从以普通人群为筛查对象,转向筛查高危人群,从使用单一的一种筛查手段,到多种模式相结合,以提高妇科恶性肿瘤的早期诊断率。由于每种妇科恶性肿瘤的发病原因不同,易患肿瘤的高危人群也有差异。

针对不同妇科恶性肿瘤的高危人群采用不同筛查方案,是提高妇科恶性肿瘤早期诊断的重要策略。HPV 和 TCT 的联合检测,是宫颈癌的有效筛查手段。卵巢癌在人群中的筛查没有太多优势,但对高危人群,如遗传性卵巢癌综合征(HOCS)的女性,建议进行肿瘤遗传咨询、必要的基因检测和预防性干预。此外,对于长期服用芳香化酶抑制剂的乳腺癌患者、激素替代者,以及有非息肉样结直肠癌(Lynch 综合征)的女性,应定期进行子宫内膜活检或超声检查。

▮▶ 妇科恶性肿瘤的肿瘤标志物有哪些?

敏感的肿瘤标志物是妇科恶性肿瘤早期诊断的重要手段之一。但除了人绒毛膜促性腺激素(hCG)是滋养细胞肿瘤重要的肿瘤标志物外,其他妇科恶性肿瘤目前还缺乏敏感、特异性强的肿瘤标志物。鳞状细胞癌肿瘤相关抗原(SCC)是宫颈鳞癌的血清标志物。CA125 是诊断卵巢癌的主要肿瘤标志物。HE4、CEA 等多种标志物联合检测可明显提高卵巢癌的早期诊断率。

▶ 影像学诊断技术有助于诊断妇科恶性肿瘤吗？

新的影像学诊断技术,如分子影像诊断、代谢影像诊断等技术不断用于临床,为妇科恶性肿瘤的早期诊断提供了更为准确的手段。彩色多普勒超声检查能显示绝大多数子宫及内膜或卵巢、输卵管组织发生的肿瘤或内部的异常血流信号,用于良、恶性鉴别,优于普通超声。MRI对于子宫内膜癌早期病变的诊断明显优于超声,而且能判断有无层浸润,但是价格昂贵不适于筛查。正电子发射体层显像(PET-CT)对恶性肿瘤的定性诊断更为准确,但不推荐用于常规筛查。

妇科恶性肿瘤的治疗

▶ 常见妇科恶性肿瘤的主要治疗手段有哪些?

妇科恶性肿瘤是实体肿瘤,但按照不同瘤种和不同分期选择手术、放射治疗与化学治疗,会达到最佳的治疗效果。按照实体瘤的治疗原则,肿瘤应该手术切除,但也会根据不同分期采用不同的治疗方法。如中晚期宫颈癌应以放射治疗为主,并且宫颈癌多数对放射治疗敏感,可以达到很好的治疗效果;而卵巢癌发现时多为晚期,需要配合化学治疗,争取手术彻底切除干净;滋养细胞肿瘤是能够通过化学治疗完全治愈的肿瘤。我们会在下面的章节分述。

▶ 哪些妇科恶性肿瘤需要手术治疗?

手术治疗是恶性肿瘤的主要治疗方法。早期妇科恶性肿瘤,如早期宫颈癌、各期子宫内膜癌、外阴癌、卵巢癌都应该选择手术治疗。手术的目的是根治、减瘤,为化学治疗和放射治疗争取机会和提高疗效。但恶性肿瘤的特点常常是向肿瘤附近组织浸润或远处转移。所以手术治疗不易将肉眼看不见的肿瘤完全切净，有些必须辅以放射治疗或化学治疗等综合治疗，才能治愈肿瘤。

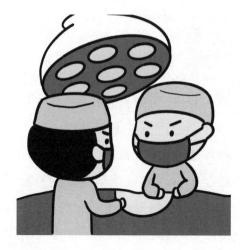

大多数妇女生殖道恶性肿瘤有沿淋巴管转移的倾向，最初转移到附近区域性淋巴结，逐渐向远处淋巴结转移。为了让肿瘤得到比较彻底的治疗，在手术治疗局部肿瘤的同时，要将周围淋巴结切除，以减少复发的机会，争取较好的治疗效果。

▐▶ 什么是化学药物治疗？

恶性肿瘤的化学药物治疗（简称化学治疗），是通过化学药物抑制癌细胞的生长，或杀死癌细胞。对某些肿瘤来说，化学治疗可作为根治方法，如绒毛膜上皮癌的治疗。宫颈癌仍以手术或放射治疗为主，但也不可缺少化学治疗，同步放射治疗、化学治疗已经成为治疗中晚期宫颈癌的首选。卵巢癌可在手术前后进行化学治疗，通过化学治疗将残存癌细胞尽可能消灭干净，防止肿瘤复发。

化学治疗除杀灭癌细胞外，对人体的正常组织也有一些影响。所以化学治疗过程或化学治疗后可能出现食欲缺乏、恶心、呕吐、口腔溃疡、腹痛及腹泻等。血液细胞生长受抑制，表现为白细胞及血小板减少。白细胞减少则抵抗力减弱，容易感染；血小板减少则有牙龈出血或皮肤下紫癜等

化学治疗

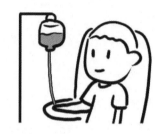

出血倾向。这些反应都是短暂的，大部分患者经过专业医生治疗后短期内即可恢复。

▐▶ 什么是放射治疗？

放射治疗是利用放射线照射癌细胞从而达到消灭癌细胞的目的。如对宫颈癌及阴道癌,都可以放射治疗为主。放射治疗也可作为手术治疗前后的辅助治疗方法。手术前进行放射治疗,使癌细胞的活性有所控制,可减少因为手术操作而发生的癌瘤扩散。手术后加以放射治疗,能消灭手术未能完全切净的残留癌细胞。

放射治疗对正常组织也有一定的影响,所以在放射线照射范围之内的正常器官也会有反应。直肠的反应表现为腹泻或脓血便;膀胱的反应则有尿频、尿痛等;大面积照射腹腔则常有胃肠道反应,如食欲缺乏、恶心、腹痛。上述反应有些是属于照射当时的反应,有些则为照射以后的后期反应,部分不良反应是不可逆的。

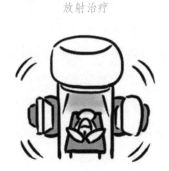

放射治疗

▐▶ 什么是靶向治疗？

所谓靶向治疗是在细胞分子水平上,针对已经明确的肿瘤位点的治疗方式。该位点可以是肿瘤细胞的一个蛋白分子,也可以是一个基因。如果拿战争来打比方,化学治疗是对人体全身细胞进行狂轰滥炸,而靶向治疗则是激光制导的精确定向轰炸癌细胞。

从理论上讲,与传统的化学治疗相比,靶向治疗的靶点专一、毒副反应相对较轻。与化学治疗联合使用能提高疗效,使个体化治疗成为可能,可有效改善患者的生活质量。但靶向治疗不是对所有患者都有效,而且有很明确的适应证,需要在妇科肿瘤专

肿瘤细胞

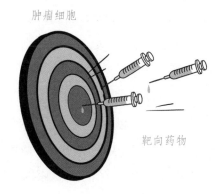

靶向药物

科医生的指导下使用,否则会适得其反。

▶ 妇科恶性肿瘤会遗传吗?

肿瘤的发生是遗传因素与环境因素共同作用的结果。多年的肿瘤病因学研究表明,遗传因素在恶性肿瘤的发生过程中起着不可忽视的作用。

卵巢癌是死亡率最高的妇科恶性肿瘤,其发病原因不明。10%~15%的卵巢恶性肿瘤有家族聚集现象。这种家族聚集现象可能是遗传倾向合并环境因素共同作用的结果。以 BRCA1、BRCA2 基因突变引起的遗传型乳腺癌–卵巢癌综合征和 Lynch 综合征 II 型占大多数。

子宫内膜癌占女性生殖道恶性肿瘤的 20%~30%,近年来发病率有上升趋势,肿瘤家族史被视为高危因素之一。大约 10%的子宫内膜癌与遗传有关,其中关系最密切的遗传症候群是 Lynch 综合征,与年轻女性的子宫内膜癌发病有关。子宫内膜癌是 Lynch 综合征 II 型中最多见的肠外恶性肿瘤,遗传性非息肉样结直肠癌患者发生子宫内膜癌的风险为 40%~60%。

临床上已经发现,宫颈癌具有家族性发生倾向,1.7%~7%的宫颈癌患者有家族史。著名演员梅艳芳因宫颈癌去世,其姐姐和母亲也同样患有宫颈癌。曾有一项研究显示,在宫颈癌患者的母亲中,宫颈癌的发生率明显高于非宫颈癌患者的母亲。但尚需更广泛的系谱对比才能有结论。

输卵管癌与卵巢癌同源,其发病率较低,发病原因多被认为与输卵管的慢性炎症有关。肿瘤抑制基因和 BCRA 基因突变可能与输卵管癌的发生有关。

妊娠滋养细胞肿瘤包括侵袭性葡萄胎、绒毛膜癌和胎盘滋养细胞肿瘤。一部分患者与遗传因素有关。这类肿瘤的最显著特征是亲代染色体的不平衡性,染色体核型的异常被认为是主要因素。父源基因来源是滋养细胞过度增殖的主要原因。

❚❚▶ 妇科恶性肿瘤能治愈吗?

肿瘤是一种慢性病,治疗手段是多样的,疗效可分为近期疗效和远期疗效。

近期疗效我们通常要观察肿瘤大小的变化,这是各种抗癌治疗中客观疗效的重要指标。评价肿瘤治疗的近期疗效,将治疗结束后和治疗前的肿瘤大小做比较,可分为完全缓解(CR)(是指所有的瘤块以及肿瘤达到完全消失)、部分缓解(PR)(是指肿瘤最大径线和基线缩小 50%)、好转(MR)(肿瘤病灶缩小 25%,但小于 50%,没有新病灶出现)、进展(PD)(是指最大径线和基线增加 20%,或出现新的肿瘤或可评价的疾病有明显的进展)。

远期疗效通常以 5 年生存率计算,是临床上最常用于评价肿瘤远期疗效的指标。它是指某种肿瘤经过各种综合治疗后,生存 5 年以上的比例,也是国际通用的计算肿瘤生存的指标。一般来说,经过治疗的肿瘤,5 年以后的复发率降低。

❚❚▶ 常见妇科恶性肿瘤的疗效及生存情况如何?

宫颈癌是女性最常见的恶性肿瘤之一,在妇科恶性肿瘤中占首位。宫颈癌的治疗方法如果选择得当,治疗效果较好,早期宫颈癌手术治疗的 5 年生存率达 90%。根据世界卫生组织 2006 年的统计,Ⅰa1 期宫颈癌的 5 年生存率为 98%,Ⅰa2 期为 95%,Ⅰb1 期为 85%,Ⅰb2 期为 75%,Ⅱa 期为 75%,Ⅱb 期为 65%,Ⅲa 期为 30%,Ⅲb 期为 30%,Ⅳa 期为 10%,Ⅳb 期小于 5%。所以,早发现、早治疗是宫颈癌治愈的根本。

子宫内膜癌在经济发达国家的发病率占妇科恶性肿瘤的首位,预后良好。从 20 世纪 60 年代后的 40 余年间,生存率呈逐年上升趋势,子宫内膜癌的 5 年生存率,Ⅰa 期为 90.8%,Ⅰb 期为 91.1%,Ⅱ 期为 78.8%,Ⅲa 期为 66.2%,Ⅲb 期为 49.9%,Ⅲc 期为 57.3%,Ⅳa 期为 25.5%,Ⅳb 期为 20.1%。

卵巢癌死亡率高居妇科恶性肿瘤之首。由于发病隐匿,早期诊断困难,约 3/4 的患者就诊时已属晚期。卵巢上皮癌总的 5 年生存率为 31%,Ⅰa 期为 83.5%,Ⅰb 期为 79.3%,Ⅰc 期为 73.1%,Ⅱa 期为 64.6%,Ⅱb 期为 54.2%,Ⅱc 期为 61.3%,Ⅲa 期为 51.7%,Ⅲb 期为 29.2%,Ⅲc 期为 17.7%,Ⅳ期为 14.3%。

这里需要说明的是,5 年生存率并不是指肿瘤治疗后就只存活 5 年,而是指肿瘤患者治疗后存活 5 年的概率。肿瘤治疗后 5 年如没有复发,那么复发的机会就很少了。

▮▶ 妇科恶性肿瘤患者的饮食应该注意什么?

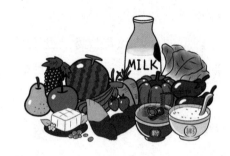

营养丰富:以植物性食物为主的多样化膳食。选择富含各种蔬菜和水果、豆类的植物性膳食,并不意味着素食,但应该让植物性食物占据饭菜的 2/3 以上;选用富含淀粉和蛋白质的植物性主食,应尽量食用

粗加工的食物;红肉(指牛、羊、猪肉及其制品)每日应少于 80g,最好选择鱼、禽或非家养动物的肉类为好。

保持适宜的体重:人群的平均体质指数 $BMI=$体重$(kg)/$身高$(m)^2$,在整个成年阶段保持 BMI 为 21~25,而个体的 BMI 为 18.5~25,避免体重过低或过高,并将整个成人期的体重增加限制在 5kg 之内。

控制饮酒量:尤其反对过度饮酒。如果要饮酒,应适量,女性控制在 1 杯以内。1 杯的定义是啤酒 250mL,葡萄酒 100mL,白酒 25mL。

戒烟:吸烟有害健康,也不利于妇科肿瘤患者手术、放射治疗与化学治疗后的康复。吸烟还会增加肿瘤复发的概率。

食品安全:应避免食用受真菌毒素污染或在室温下长期储藏的食物;易腐败的食品在购买时和在家中都应冷藏或用其他适当方法保存;对食品的添加剂和残留物以及各种化学污染物应制订并监测其安全用

量,并应制订严格的管理和监测办法。

营养补充剂:补充剂不能减少癌症的危险性,大多数人应从饮食中获取各种营养成分,而不是用营养补充剂替代。

▮▶ 妇科恶性肿瘤复发有哪些症状？

妇科肿瘤治疗结束,医生会制订随访计划,需按照要求随访。有以下情况时应考虑复发,需要做专科检查。

(1)阴道不规则流血,宫颈局部、阴道复发,或盆腔肿瘤突破阴道壁,常有不规则阴道流血或恶臭白带,部分患者为阴道排液。

(2)转移部位症状:肿瘤向盆腔前方扩散可以侵犯到膀胱,患者出现尿频、血尿,严重的可有阴道瘘尿;癌瘤向后蔓延可以侵犯直肠,有肛门坠胀、排便困难、便血等症状,进一步发展可出现阴道瘘粪;肿瘤转移到消化系统时患者可出现恶心、消化不良、腹胀等表现,有些患者会误以为肠胃不适;肿瘤转移到浅表淋巴结,如腹股沟、锁骨上等,可扪及质硬的结节,部分患者可出现下肢水肿。

(3)腹部胀大:盆腔肿瘤不断增大扩散或腹腔积液形成,可导致腹部胀大、肠梗阻,腹部可摸到硬块或波动感。

(4)疼痛:癌瘤延伸侵犯骨盆壁,压迫周围神经,可表现为坐骨神经或一侧骶、髂部的持续性疼痛;肿瘤压迫或侵蚀输尿管,管道狭窄、阻塞导致肾盂积水,表现为一侧腰痛等。

▮▶ 妇科恶性肿瘤患者进行锻炼要注意什么？

不主张癌症患者参与过激、过猛的运动。体育锻炼中要掌握运动量,锻炼后身体感到发热,轻微出汗,无疲劳感,身心感到轻松、舒畅,食欲和睡眠良好,说明运动量恰当。否则应调节运动量,使身心处于最佳状态,以利于康复。

在参加体育锻炼以前,应请医师全面检查一下身体,充分了解自身情况。然后根据自己的情况,选择自己喜欢的、适合的运动项目。在参加体育锻炼的过程中,要善于自我观察不良反应,并定期复查身体,以便高效锻炼。遇到体温升高、病情复发、某些部位有出血倾向等情况时,最好停止体育锻炼,以免发生意外。

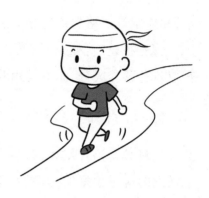

培养坚持体育锻炼的习惯,要有打"持久战"的准备,要根据自己的实际情况,制订一个长远计划,循序渐进。千万不要试图起几个早、练几个晚上就会出现奇迹。对癌症患者来说,康复是一个相当长的过程,参加锻炼要做到循序渐进,从小的运动强度开始,逐渐达到中等程度即可。

减少妇科恶性肿瘤重在预防

我们倡导和呼吁大家采取健康的生活方式,以防癌于未患之时。

第一,拒绝烟草。拒绝吸烟是一种珍爱自己和他人生命的态度和责任。如果你吸烟或长期暴露于二手烟环境,戒烟或避免二手烟永不怕迟,因为这是减少患癌风险的最简单、经济、有效的办法。

第二,预防感染。日常生活中应注意卫生,尤其是性卫生。注射 HPV 疫苗也是近年非常有效的预防宫颈癌的方式,必要时可进行相关病毒检测,以便早期发现感染,早期进行治疗。

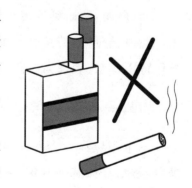

第三,控制体重。过多的脂肪会影响体内激素平衡,增加患癌风险。应通过均衡营养、控制进食量、保持体力活动等方式使体重维持在健康体重指数(BMI)范围的下限。

第四,心理健康。世界卫生组织对心理健康的定义是:不仅是没有精神疾病,而且能正确认识自己的能力,可应对正常的生活压力,进行富有成效的工作,以及能对他人有所帮助的良好状态。人的心理健康是战胜疾病的良药,更是获得健康机体、延年益寿的秘方。情绪不好、焦躁易怒等负性心理会降低人体免疫功能,使其患癌风险高于常人。

第五,健康婚育。有研究显示,20 岁以前结婚或发生性行为者,患宫颈癌的比例比其他妇女高 2 倍,因此晚婚、晚育仍是提倡的健康政策;多产(顺产)将增加宫颈癌患病风险,不育将增加子宫内膜癌风险,因此合理生育也是防癌的重要方式。

第六,口服避孕药。口服短效避孕药可减少卵巢癌的发生风险,但需要在专科医生的指导下使用。

第七,定期检查。要定期进行妇科防癌检查,尤其是 35 岁以上的妇女每年应做一次妇科检查。检查内容应包括宫颈涂片细胞学检查、阴道盆腔检查等。一旦发现可疑病变,要按医生要求及时复查,必要时做一些辅助检查。当宫颈涂片细胞学检查异常时应再做阴道镜检查;当怀疑有子宫内膜疾患时要做诊断性刮宫或宫腔镜检查;当怀疑有卵巢肿瘤时应做血液肿瘤标志物检查。如发现确有癌前病变,应积极治疗,以阻止其继续发展。

第二章 ◀▌

妇科肿瘤预防

妇科肿瘤的一般筛查 ✐

▐▶ 健康妇女需要定期做妇科筛查吗？

是的！

健康妇女需要定期进行妇科检查，定期筛查是早期发现、早期诊断、早期治疗妇科肿瘤的重要手段。

筛查是一种预防手段，目的是在无症状妇女中发现疾病。通过筛查能够早期发现宫颈病变、内膜病变、子宫肌瘤、卵巢肿瘤及生殖道感染等妇科疾患。现代社会中，由于生活压力大、生活不规律、外部环境污染等问题，妇科肿瘤发病总体上有年轻化的趋势，所以定期的妇科筛查是所有女性必须重视的问题。

▐▶ 健康妇女合理的筛查间隔是多久？

通常建议，年满 18 岁，开始有性生活即可以开始行妇科筛查。我国宫颈癌筛查指南推荐筛查起始年龄为 25~30 岁。常规筛查的间隔通常为一年，若有特殊情况，如子宫肿瘤或卵巢囊肿等，可缩短至半年或 3 个月，或遵医嘱。

▐▶ 健康妇女应做哪些筛查项目？

常规的筛查项目如下。

（1）妇科查体。包括外阴发育情况，阴道清洁度及炎症，子宫的位置、大小、活动度、双侧附件情况，有无盆腔包块等。

（2）妇科超声。超声检查是诊断妇科疾病、发现妇科肿瘤的一种常用检查方式，分为经腹超声和经阴道超声两种。其中经腹超声需在检查前饮水 1000mL 左右，以达到膀胱充盈的效果。这样做是为了充分暴露患者的子宫底部。经阴道超声则无须憋尿准备，直接经阴道行超声检测,不受膀胱充盈度的影响。妇科超声能够发现子宫肌瘤、子宫肉瘤、卵巢肿瘤、子宫内膜癌等良恶性妇科肿瘤,具有较高的检测符合率。

(3)宫颈筛查。取宫颈脱落细胞进行检查,包括宫颈液基薄层细胞学检查(TCT)及各种类型的HPV病毒检测。

(4)必要时做血液肿瘤标志物检查。

▮▶ 健康妇女出现哪些症状,需警惕妇科肿瘤?

(1)异常出血。女性应关注自己的正常月经周期。若出现月经量突然增多、月经淋漓不尽、月经周期紊乱、白带血丝等情况,应及时排除子宫内膜病变、宫颈病变导致的异常出血。

(2)接触性出血。即同房后出现的阴道流血,一般量不大,可为鲜红色或暗红色。若多次出现同房后阴道流血的情况应行宫颈筛查,以排除宫颈病变。

(3)下腹痛、腰背痛、尿频。有些盆腔内的肿瘤在初期并没有明显症状,但是若其体积增大,压迫周围器官,可能会引起下腹痛、腰背痛、尿频等症状。

(4)腹胀、食欲缺乏伴消瘦。卵巢癌常常合并腹腔积液,导致腹胀、食欲缺乏、体重下降,有些患者可能初始至消化科就医。

(5)下腹部包块。肿块增大至一定程度时,患者可自行在体表触及下腹部包块。

卵巢癌

▮▶ 发生卵巢癌的高危因素有哪些?

卵巢癌的高危因素如下。

(1)年龄。50岁以上妇女卵巢癌发病率明显升高。

(2)饮食习惯。高脂肪饮食可以说是罪魁祸首。

(3)生殖因素。目前存在两种假说:第一种是持续排卵假说,认为卵巢癌的发生是由于持续的排卵造成卵巢上皮的不断损伤,最终导致卵巢上皮不断分裂所致;第二种假说是高促性腺激素假说,认为卵巢上皮持续暴露于高水平的垂体促性腺激素可导致癌变。

(4)遗传因素。所有高危因素中,遗传因素被认为是卵巢癌发病最重要的危险因素。如遗传性卵巢癌综合征(HOCS),即遗传性乳腺癌-卵巢癌综合征、遗传性位点特异性卵巢癌综合征、遗传性非息肉性结直肠癌综合征。HOCS通常伴BRCA1/2基因突变。

(5)环境污染与不良情绪。大量研究表明,生殖器周围使用滑石粉或者接触放射线以及吸烟等均可增加卵巢癌发病风险。

此外,不良情绪也被视为可能的易感因素,表现为压抑情绪,特别是压抑愤怒、不善于宣泄情绪、过分克制忍让、依从社会、回避矛盾等心理冲突,会影响机体的内分泌及免疫系统,从而导致卵巢癌的发生。

▮▶ 卵巢癌的早期症状有哪些?

通常卵巢癌没有早期症状,如有以下症状应引起警惕。①腹痛、腰痛:卵巢癌浸润周围组织压迫神经可引起腹痛、腰痛,患者多感觉隐隐作痛。②月经过少或闭经:卵巢正常组织被破坏,可出现月经过少或闭经,但较为少见。③腹胀:卵巢癌合并腹腔积液可能出现腹胀,发生率约2.5%。④性激素紊乱:卵巢癌的病理类型复杂多变,某些类型的肿瘤可分泌雌激素,导致月经失调或绝经后阴道流血。⑤不明原因的消瘦:由于肿块增大,腹腔积液形成,可压迫胃肠道,引起食欲缺乏及消化不良。⑥下肢及外阴部水肿:肿物压迫盆腔静脉及影响淋巴回流,可出现下肢、外阴部水肿。如果出现以上某些症状,就要引起高度重视,及时就医,以便早诊断、早治疗。

▮▶ 什么是 BRCA 基因突变?

BRCA 基因因为安吉丽娜·朱莉成为"明星基因"。BRCA 基因与卵巢癌的发生密切相关,它于 1990 年被发现,1994 年被克隆鉴定,命名为 BRCA1。大约 90% 的遗传性卵巢癌有 BRCA1 突变。1995 年,研究者又发现了另一个与家族性乳腺癌有关的易感基因位点,命名为 BRCA2。5%~10% 的遗传性卵巢癌伴有 BRCA2 突变。正常情况下,BRCA1/2 编码的蛋白具有修复双链 DNA 的作用,可维持人类基因组的稳定。而基因突变会降低细胞修复能力,导致肿瘤发生。胚系 BRCA 基因突变是遗传性卵巢癌发病因素之一。

▮▮▶ 什么是 Lynch 综合征?

Lynch 综合征患者携带有 Lynch 相关的错配修复基因突变这种疾病,又称为遗传性非息肉病性结直肠癌综合征,是一种常染色体显性遗传病。这种疾病由于错配修复基因突变导致对结直肠癌及某些其他癌症具有遗传易感性。肿瘤累及的器官包括子宫内膜、胃、小肠、胰腺、大脑、卵巢、肝胆管系统、盆腔肾和输尿管、皮脂腺和棘皮瘤。Lynch 综合征患者终身患子宫内膜癌的风险为 60%,而患结直肠癌的风险为 54%。

▮▮▶ Lynch 综合征患者需要注意什么?

Lynch 错配修复基因携带者,容易患大肠癌和卵巢癌,且发病年龄提前到 20~25 岁,因此,要比正常年龄早 10~20 年开始进行结肠镜检查,1~2 年 1 次。针对妇科肿瘤,如子宫内膜癌和卵巢癌,应定期行妇科检查、妇科超声,甚至每年定期行子宫内膜活检。若出现异常阴道流血、腹部包块等症状,应及时就诊。绝经后的患者应进行预防性子宫全切和双侧输卵管卵巢切除,这样可以明显降低子宫内膜癌和卵巢癌的风险。

▮▮▶ 预防卵巢癌,切除卵巢值得吗?

卵巢癌不容易早期发现,部分女性会希望通过切除卵巢预防卵巢癌。但是切除卵巢是否就真的可以高枕无忧呢?经过大量研究后,科学家们提出了卵巢癌来源的"二元论",占卵巢癌绝大多数的高级别浆液性癌的罪魁祸首是"隔壁邻居"输卵管，尤其是伞端的上皮，而不是来源于卵巢本身。也就是说，切除卵巢，还是有可能患输卵管癌。并且对于未绝经和绝经少于 10 年的女性，切除卵巢后会出现或加重更年期症状，如潮热、盗汗、心悸，并且增加心脑血管、骨质疏松等相关疾病风险。

在行良性疾病手术时是否行卵巢切除术，应具体情况具体分析。对于年龄小于 65 岁的女性，切除卵巢弊大于利；对于具有卵巢癌高危因素的女性（如 BRCA 基因突变）则建议在完成生育后尽早切除卵巢及输卵管。

▮▮▶ 切除输卵管可以预防卵巢癌吗？

答案是肯定的。基于卵巢癌来源的"二元论"，大量研究发现，切除输卵管可以降低普通人群卵巢癌、输卵管癌的发生率。一项来自丹麦的研究发现，单侧输卵管切除，卵巢癌风险降低 10%；双侧输卵管切除，卵巢癌风险则降低 42%。美国妇产科医师协会（ACOG）提出建议：如果有卵巢癌风险，但又希望保留卵巢者，可以预防性切除双侧输卵管；对于希望绝育的女性，选择双侧输卵管切除是一种有效的绝育方法。输卵管切除是否影响卵巢血供、是否增加卵巢衰竭的发生率仍需更多的研究资料。对于有明显卵巢癌家族史及 BRCA 基因突变的患者，双侧输卵管切除能否替代传统的双侧输卵管-卵巢切除术仍不确定。尽管预防性输卵管切除术为患者提供了一种预防卵巢癌的方法，但是依然存在许多问题，如切除输卵管并不能预防卵巢浆液性癌以外的其他类型卵巢癌。因此，医生应将以上问题应充分告知患者，共同决定是否行预防性输卵管切除术。

▮▮▶ 卵巢癌筛查有意义吗？

卵巢癌的早期筛查主要包括经阴道超声、癌抗原 125（CA125）检查和联合筛查等。超声可以检测卵巢的大小、异常的卵巢损伤或盆腹腔积液、肿块的血流等异常情况，但对于早期卵巢癌的敏感度不高。CA125

是最常用的卵巢癌血清标志物,多用于监测卵巢癌的复发,但作为卵巢癌的早期筛查缺乏敏感性及特异性,因为卵巢良性疾病及非卵巢相关的良性疾病也可引起 CA125 的升高。

在普通女性中,无论何种筛查模式,筛查的妇女与没有筛查或常规护理的妇女相比,两者的卵巢癌死亡率没有差别。用目前的方法,每年接受卵巢癌早期筛查不仅无助于及早发现患者,反而容易因为误诊而导致不必要的过度治疗,对身体造成伤害。要实现卵巢癌的准确早期筛查,尚需要开发出更好的技术。

但对于卵巢癌高风险女性(有基因突变及相关家族史)还应进行筛查及早期诊断。目前,医生们能给女性提供的唯一建议就是:不要忽视那些可能是卵巢癌最初警告的症状,如持续腹胀、骨盆或腹部疼痛、进食时很快就有饱胀感以及需要频繁小便。

▥▸ CA125 升高就一定是卵巢癌吗?

卵巢上皮癌相关标志物有血清 CA125、CA19-9、CA15-3、CA724、癌胚抗原(CEA)、组织多肽抗原(TPA)等,其中以 CA125 敏感度最高。研究发现,80%的卵巢上皮癌患者血清 CA125 高于正常值(<35U/mL),≥100U/mL 者占 71%,而 90%以上的患者 CA125 水平的消长与病情缓解或恶化趋势相一致,因而有助于诊断和治疗后病情复发的监测。

CA125 来自体内各种上皮组织,普遍分布于心包、胸膜、腹膜、子宫内膜、生殖道和羊膜等间皮组织细胞表面。当这些部位发生恶性病变或受到炎症刺激时,血清中的 CA125 水平将明显上升。如妇科常见的子宫腺肌病及卵巢囊肿患者,CA125 水平也会明显升高,故 CA125 的诊断特异度较低。因此,单纯 CA125 升高不足以诊断卵巢癌,其多与其他肿瘤标志物,如 HE4、CEA 等,以及影像学检查进行联合筛查及诊断。

▥▸ 有没有药物可以预防卵巢癌的发生?

目前研究认为,卵巢多次排卵导致卵巢表面损伤,受损卵泡周围的卵巢表面上皮细胞大量增殖,覆盖损伤部位,以达修复。长此以往,反复排卵就会造成卵巢表面上皮细胞的非正常增殖,导致卵巢癌的发生。

孕期、哺乳及预防性应用多种药物可降低卵巢癌风险,包括维生素 D、非甾体抗炎药、口服避孕药等。其中口服避孕药应用最为广泛,并且使用口服避孕药的时间越长,患卵巢癌的概率越低,停药后这种保护作用仍存在。另外,鉴于卵巢包涵囊肿可能是上皮癌的前驱病变,推荐使用抗垂体功能药物抑制排卵,可避免卵巢表面上皮损伤,减少卵巢上皮修复过程中的恶变。

▶ 健康人如何在日常生活中预防卵巢癌?

首先,应了解卵巢癌的高危因素。

(1)初潮早,绝经晚。妇女一生中的排卵周期越多,发生卵巢癌的风险就越高。

(2)未婚、未育、不哺乳。妊娠可降低卵巢癌发生的危险性,孕产次累积妊娠月数越多,发生卵巢癌的风险越小。

(3)高脂肪饮食。高动物脂肪摄入会增加卵巢癌风险。

(4)家族遗传。卵巢癌具有家族聚集倾向。

日常生活中应尽量做到:①远离肥胖;②均衡饮食;③避免熬夜;④适当运动,避免久坐;⑤沐浴阳光;⑥腹式呼吸;⑦口服短效避孕药;⑧不滥用激素类药物及滋补品;⑨保持良好心情;⑩适龄生育;⑪高危人群适时切除卵巢。

子宫内膜癌 ✐

▶ 子宫内膜癌的高危因素有哪些?

子宫内膜癌是妇科常见的恶性肿瘤之一,近年来发病率与死亡率逐年增加,患者群亦趋于年轻化。因此,子宫内膜癌发病的高危因素值得我们警惕。子宫内膜癌主要高危因素有：①年龄≥45岁；②糖尿病；③肥胖；④高血压；⑤无孕激素拮抗的性激素使用史；⑥多囊卵巢综合征；⑦功能性卵巢肿瘤(分泌雌激素的卵巢肿瘤)；⑧无排卵型异常子宫出血；⑨初潮早；⑩不孕、不育；⑪进行过他莫昔芬治疗；⑫有肿瘤家族史，尤其是子宫内膜癌或肠道肿瘤；⑬有卵巢和乳腺癌病史。

具有上述一种或多种因素的女性，相对其他人更易患子宫内膜癌。在改善自身生活习惯、预防子宫内膜病变的同时，也建议定期参加子宫内膜癌的筛查。

▋▶ 需要进行子宫内膜癌筛查的人群范围是什么？

并不是所有女性都需要参加子宫内膜癌的筛查，对于普通女性进行的子宫内膜癌筛查，并不会降低疾病的病死率。因此对于自身没有症状、罹患子宫内膜癌的风险处于平均水平的人，不推荐其进行子宫内膜癌的筛查。但对于那些有较高风险罹患子宫内膜癌的女性，我们推荐其进行子宫内膜癌的筛查。而且最好能够每年筛查一次，以便最大限度达到早期预防、早期诊断、早期治疗。

要特别提醒的是，对于有以上高危因素的妇女通过筛查早期诊断并加以治疗，预后良好。推荐需要进行子宫内膜癌筛查的妇女能够每年参加筛查，以使自己的健康得到保障。健康体检如发现内膜增厚，要遵医嘱进一步诊断。

▋▶ 子宫内膜癌的筛查方式及筛查结果如何处理？

目前子宫内膜癌的筛查方式如下。

(1)子宫内膜脱落细胞检查(ECT)，即在非月经期或阴道出血量少的时候，应用子宫内膜刷进行子宫内膜取样，经ECT方法制片后，观察内膜细胞的细胞学变化。这些细胞学标本经过受专业培训的细胞学医生及病理学医生的观察与判断之后，分别结合阴道彩超等检查结果，最终得出相应的处理意见。

(2)影像学手段方面,超声检查可以了解子宫内膜的厚度、分布是否均一、血供有无异常,以对子宫内膜的状况进行初始评估。

(3)宫腔镜可以直观地观察到子宫内膜的病变情况,并对子宫内膜组织取样进行病理活检。

(4)PET-CT 等手段可以用来评估子宫内膜癌的转移和分布情况。

进行子宫内膜脱落细胞检查的妇女,根据结果将进行不同的处理。

(1)如果发现可疑恶性肿瘤细胞或恶性肿瘤细胞,应立刻进行宫腔镜检查,同时分段刮取子宫内膜组织再次检查,根据病理结果决定进一步的治疗。

(2)如果发现意义不明确的非典型细胞,将分以下几种情况进行处理:①对于无症状女性,建议在 6 个月之后复查子宫内膜细胞学。②对于绝经后女性,如果有反复阴道出血,或者超声检查显示子宫内膜厚度≥5mm,需要进行宫腔镜检查。③对于育龄妇女,如果有阴道出血症状,或者超声检查显示内膜不均、占位等异常,建议进行宫腔镜检查。

(3)如果没有发现恶性肿瘤细胞,处理方式如下:①孕期妇女,当发现有阴道出血,或者阴道彩超发现子宫内膜增厚时,可以先试用孕激素治疗,如治疗无效,建议行宫腔镜检查。②如果该妇女已经停经,停经后依然有反复阴道出血或者子宫内膜厚度≥5mm,建议行宫腔镜检查。③患有子宫内膜炎的患者,可以先进行子宫内膜炎的抗感染治疗,消炎后再复查。④如果既没有症状,超声检查显示子宫内膜也无明显异常,那么只需要 12 个月后再次参加筛查就可以了。

如果对检查取得的细胞学标本不满意,需要在 3 个月后重新进行细胞学检查。

健康人如何在日常生活中预防子宫内膜癌?

在日常生活中预防子宫内膜癌,总体上应在了解子宫内膜癌预防知识的基础上,保持良好的生活习惯,正常作息,健康均衡饮食,并辅之以强度适当的锻炼。这样不但可以降低子宫内膜癌发病的概率,也可以预防多种其他疾病的发生。

对于产妇,推荐母乳喂养,可以降低子宫内膜癌的发病率。

如果是已经患有糖尿病、高血压或者是肥胖的女性,建议其在尽快改善生活方式、提倡低糖低盐低脂饮食、提高运动量的同时,积极参与子宫内膜癌的筛查,警惕自己的子宫内膜发生病变。对于已经罹患子宫内膜息肉或子宫内膜增生的患者,建议尽早治疗,阻止病变的进一步发展。

不滥用外源性的雌激素治疗。对于罹患疾病需要进行雌激素治疗的患者,建议合用孕激素,并在医生的指导建议下进行。服用他莫昔芬治疗的患者,建议积极监测子宫内膜情况,预防疾病发生。

▶ 哪些药物、食物与子宫内膜癌的发生相关?

药物方面:①他莫昔芬是选择性雌激素受体调节剂,常用于乳腺癌的术后辅助治疗。研究显示,该药物会导致子宫内膜病变,以子宫内膜息肉最为常见,其次为子宫内膜增生及子宫内膜癌,绝经后和有阴道不规则流血的患者子宫内膜恶变的可能性更大。②雌激素作为药物,一般用于绝经期和双侧卵巢切除术后的激素补充治疗。已有研究证明,单独使用雌激素,以及雌孕激素序贯疗法都会增加患子宫内膜癌的风险。③雌孕激素联合疗法会降低子宫内膜癌的发病风险,因此需要激素补充治疗的患者,雌孕激素联合疗法相对更加安全。

食物方面:食用非发酵的大豆可以降低子宫内膜癌的发病概率,这个效果对于绝经后的女性更加显著。食用水果、蔬菜及低饱和脂肪食物也可以降低子宫内膜癌的发病率。另一方面,食用富含铁元素的食物可以提高子宫内膜癌的发病率;食用深海鱼类能提高子宫内膜癌的发病率,但原因未明。

有研究指出,饮用咖啡可以降低子宫内膜癌的发病率;但同时有人指出,人们平时饮用的混合咖啡中的糖和乳制品反而会让子宫内膜癌的发病率提高。因此,通过饮用咖啡来预防子宫内膜癌还需要慎重考虑。

▮▶ 身体出现哪些症状要警惕子宫内膜癌？

对于罹患子宫内膜癌的患者,阴道流血与阴道排液为其常见症状,同时还会有下腹疼痛等。因此,当发现以下症状时,应警惕是否患有子宫内膜癌,及时就诊治疗,以免延误病情。

(1)阴道流血:子宫内膜癌患者主要表现为绝经后的阴道流血,量不多;若患者尚未绝经,也可以表现为月经量增多,经期延长或月经紊乱。

(2)阴道排液:子宫内膜癌患者的排液多为血性液体或浆液性的分泌物,如果并发感染,可以有脓血性的排液,并伴有恶臭。

(3)下腹疼痛及其他症状:子宫内膜癌的下腹疼痛可以是癌肿侵犯了宫颈内口,导致宫腔积脓所致;也可以是晚期癌症侵犯周围组织,压迫神经导致。同时,还需要警惕体重的迅速下降、贫血、发热等症状。

宫颈病变 ✐

▮▶ 什么是宫颈糜烂？

宫颈糜烂困扰了许多女性。但事实上,宫颈糜烂并不是一种诊断,它是一种表象,可能是炎症,还可能是一种正常的生理现象。

宫颈上皮分为两个部分,分别是宫颈管内正常的柱状上皮和宫颈表面的鳞状上皮。位于宫颈管内的柱状上皮肉眼来看形似"糜烂样",但是其在正常的妇科检查并不能看见,只能看到宫颈表面光滑的柱状上皮。育龄期女性在雌激素的作用下,宫颈管内的柱状上皮向外生长,代替原本属于鳞状上皮的区域,于是体检时就可以看到"糜烂样"的柱状上皮。事实上,这是宫颈管内柱状上皮外翻的结果,属于正常的生理现象。当女性进入绝经期,随着雌激素的下降,外翻的柱状上皮就会再次退回到宫颈管内,宫颈表面会恢复光滑。

一些宫颈炎症或宫颈病变也表现为"宫颈糜烂样"。

▮▶ 宫颈糜烂是否需要治疗?

根据宫颈糜烂的面积,既往曾将宫颈糜烂分为三度:面积小于 1/3 为轻度,1/3~2/3 为中度,大于 2/3 为重度。对于有糜烂样改变,但是并没有症状的生理性柱状上皮异位,是不需要治疗的。

如果有糜烂样改变并伴有分泌物增多、接触性出血等症状,首先需要排除宫颈癌变或癌前病变。在排除了其他病变后,适当给予物理局部治疗,少数可以行激光、冷冻等对症治疗,但不主张过度治疗。

▮▶ 宫颈上皮内瘤变(CIN)与宫颈癌有什么关系?

宫颈鳞状上皮内瘤变是与宫颈浸润癌密切相关的一组宫颈病变,常发生于 25~35 岁妇女。根据宫颈上皮内细胞异型的程度,分为三级:CIN Ⅰ、CIN Ⅱ、CIN Ⅲ。目前已将 CIN Ⅰ 归为低级别病变,CIN Ⅱ 和 CIN Ⅲ 归为高级别病变。

对于宫颈低级别鳞状上皮内病变(LSIL),首先要知道的是,通常不把 LSIL 看成癌前病变,它往往代表着机体处于 HPV 感染急性期,多数可能持续一段时间,大部分低级别的 CIN 可自然消退。高级别鳞状上皮内病变(HSIL)具有癌变潜能,如果继续发展可能发展为浸润性癌,因此被视为癌前病变,但不是癌,但如果继续进展下去可能进展为宫颈浸润性癌。

▮▶ HPV 与宫颈病变有什么关系?

人乳头瘤病毒(HPV)是一组体积较小、无包膜的双链环状 DNA 病毒,可引起鳞状上皮细胞增殖,是生殖道最常见的病毒。大部分性活跃女性均会在人生某个阶段感染该病毒,有的还会反复感染。宫颈癌是迄今为止最常见的与 HPV 有关的疾病,几乎所有宫颈癌病例都可以追溯到 HPV 感染。

目前已发现 200 多种 HPV 亚型,其中 30 多种与宫颈感染和病变有关。其感染途径主要是"皮肤-皮肤""黏膜-黏膜"接触传染,因此,性传播是其主要的传播方式,男女均可受到感染。

初次性生活年龄过早、性伴侣多、与高危人群性接触等人群感染HPV的风险大。根据致癌的危险性大小,将HPV分为高危型及低危型。低危型HPV感染主要引起湿疣类病变和CIN Ⅰ;高危型HPV感染主要引起CIN Ⅱ~Ⅲ和宫颈癌。自然状态下绝大多数HPV感染的患者在1~2年内通过自身细胞介导的免疫功能会使病毒清除或受到抑制,少部分高危型HPV感染可持续数年。HPV持续感染是宫颈发生病变的高危因素,以HPV16、18型最常见,持续时间越长,发生宫颈病变的风险越高。

▶ HPV 阴性就不会得宫颈癌吗?

宫颈癌是由宫颈癌前病变阶段性发展而来的, 此过程具有循序渐进性,且受多因素综合作用的影响。高危型HPV感染是造成宫颈癌前病变及癌变的主要原因。但也有研究表明,宫颈癌的组织细胞中,HPV检出率高达99.8%,这一水平虽然很高,但仍有相当一部分宫颈癌前病变及癌变患者HPV检测结果为阴性。

宫颈癌高危因素还受分娩年龄较早、产次多、吸烟及免疫功能缺陷以及其他病原体等环境因素影响,这类患者临床的HPV检测结果也可为阴性。因此,宫颈病变的发生及发展是多因素共同作用的结果。HPV是已被证实的引起宫颈病变的主要原因,但并不是唯一因素。因此,如果HPV是阴性的,仍有可能会患宫颈癌。

宫颈癌筛查

▶ 宫颈癌筛查方法包括哪些?

宫颈癌筛查方法有很多,目前常用的筛查方法包括细胞学筛查方法、阴道镜醋酸染色肉眼观察法和HPV病毒检测技术。

Ⅱ▶ 不同 HPV 检测手段有何差别？

1.细胞学检查

巴氏染色可发现由 HPV 感染导致的特征性"挖空细胞"。其优点包括诊断特异性高、便宜、便于普查；缺点在于准确率低、灵敏度低、可重复性较差、主观性强、假阴性率高、不能分型、存在一定的误诊和漏诊率。近年来，液基薄层细胞学检查(TCT)应用越来越广泛。液基薄层细胞学检查是用特制的毛刷收集宫颈口及颈管的脱落上皮细胞，然后将采集器前端放入装有细胞保存液的小瓶中漂洗。细胞被直接收集到含有甲醇的保存液中，然后经全自动制片机进行制片。

2.HPV DNA 检查

目前在临床上应用的方法很多，有杂交捕获 2 代技术(HC–Ⅱ)、实时荧光定量 PCR 技术(如 Cobas 4800)、酶切信号放大法(Cervista HPV)、基因芯片法等。

3.HPV RNA 检查——逆转录扩增法(Aptima–mRNA)

Aptima HPV 是基于 E6、E7mRNA 的新一代 HPV 检测技术，能直接检测出基于 HPV 的 2 个致癌基因 E6、E7mRNA，降低了传统 HPV DNA 检测对于一过性 HPV 感染的检出率，识别出真正有癌变风险的 HPV 感染。

Ⅱ▶ 宫颈癌筛查的年龄段及时间间隔是怎样的？

宫颈癌筛查的起始年龄和终止年龄各国略有不同。

美国推荐对 21 岁以上有性生活史的女性开始进行筛查，欧洲则推荐 25 岁以上进行筛查。WHO 建议对 30 岁或以上的女性进行宫颈癌筛查。

我国宫颈癌筛查指南则推荐筛查起始年龄为 25~30 岁。65 岁及以上女性若既往 10 年内每 3 年 1 次连续 3 次细胞学检查无异常或每 5 年 1 次连续 2 次 HPV 检测阴性，无 CIN 病史，则不需要继续筛查。国内指南还指出,对 HPV 疫苗接种者,应该同非接种者一样,定期接受宫颈癌筛查;对有妊娠意愿的女性应在孕前检查时,询问近一年内是否进行过宫颈癌筛查,如没有,应建议进行宫颈癌筛查,或在第一次产检时进行;对存在高危因素的女性,如 HIV 感染、免疫抑制、宫内己烯雌酚暴露女性,既往因 CIN Ⅱ、CIN Ⅲ、AIS 或宫颈浸润癌接受过治疗者,应缩短宫颈癌筛查间隔。

▐▶ 宫颈癌的高危因素有哪些?

就目前研究来看,罹患宫颈癌的高危因素主要包括:性生活过早,过早生育及生育次数过多,有多个性伴侣或其配偶有多个性伴侣,曾患性病、吸烟、吸毒及营养不良、有其他宫颈病变等。

▐▶ 健康人如何在日常生活中预防宫颈癌?

宫颈癌可防可治。在日常生活中应加强健康教育,提高防范意识,注意经期和性生活卫生,避免过早性生活及性生活混乱,定期进行宫颈癌筛查,合理营养,适度锻炼,建立健康的生活方式,保持乐观的生活态度。

HPV 疫苗相关问题 ✎

▐▶ 什么是 HPV 疫苗?目前分为几类?

世界范围内 70% 以上的宫颈病变是由 HPV16/18 导致的。为预防 HPV 感染,人们研发了 HPV 疫苗。HPV 疫苗只含蛋白质成分而不含病毒核酸成分,没有毒性及传染性,是一种理想的疫苗。

预防接种可以使机体产生针对 HPV 的特异性中和抗体,这种抗体能预防宫颈 HPV 病毒感染。HPV 预防性疫苗的作用机制是,类病毒蛋白颗粒具有较强的免疫原性,激活机体 CD8+T 细胞介导的体液免疫应答,产生保护性中和抗体。疫苗中添加佐剂,可以增强这种免疫反应。

目前市面现有的 HPV 疫苗仅 3 类,包括二价、四价及九价疫苗。这里的价是指 HPV 基因型的类别,价数越高,覆盖的 HPV 基因型类别越多。葛兰素史克(GSK)公司生产的 Cervarix,即二价疫苗,用于抵抗 HPV16/18 型感染,预防其导致的全球 70% 以上的宫颈癌前病变及宫颈癌。美国 Merk 公司生产的 Gardasil,即四价疫苗,用于抵抗 HPV6/11/16/18 型感染,预防 HPV16/18 导致的宫颈癌及 HPV6/11 导致的生殖器疣。美国 Merk 公司生产的第二代疫苗 Gardasil 9,即九价疫苗,用于抵抗 HPV6/11/16/18/31/33/45/52/58 型感染,可预防 90% 以上 HPV 感染导致的宫颈癌。二价及四价疫苗均被证实对其他 HPV 亚型存在交叉保护作用。国产疫苗也即将上市。

▐▶ HPV 疫苗如何接种?

指南推荐 9~26 岁接种 HPV 疫苗。应鼓励父母带着孩子在 11~12 岁接种 HPV 疫苗。25 岁以上女性接种 HPV 疫苗仍能有效预防感染和宫颈异常,并具有 HPV 31/45 的交叉保护效应。国内推荐二价疫苗接种年龄为 9~45 岁,四价疫苗 20~45 岁,九价疫苗为 16~26 岁。

目前上市的 3 种 HPV 疫苗均推荐三次接种,第 2 次和第 3 次距离首次接种的时间间隔分别是 1~2 个月和 6 个月。暂无证据支持加强接种。如果接种延迟,不必重新开始。

三种疫苗接种具体流程如下:15 岁前接受第 1 剂 HPV 疫苗者,仅需接种 2 次,间隔时间 6~12 个月;首次接种年龄大于或等于 15 岁,需接种 3 次,前两次接种间隔 1~2 个月,

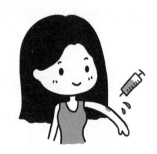

HPV 疫苗接种

第 3 次在第一次接种 6 个月后;15 岁前接种 2 剂疫苗时间间隔若小于 5 个月,需接种第三剂;15 岁前接种者,若患免疫性疾病如 HIV 感染、癌症及口服免疫抑制剂等,需接种三剂;如第一剂接种 2 价或 4 价疫

苗,要求后续接种 9 价疫苗,时间间隔无变化;如接种者现大于或等于 15 岁,且 11 岁接种过第一剂 HPV 疫苗,可立即接种第二剂;对于 9~14 岁接种者,九价疫苗接种两剂,第一剂接种 6~12 个月后接种第二剂。疫苗接种虽然是宫颈癌预防的重要一步,但仍不能取代常规的宫颈癌筛查。接种 HPV 疫苗的女性应该接受和未接种女性一样的筛查流程。

特殊情况接种:接种前不推荐进行 HPV-DNA 检测;HPV-DNA 阳性者,仍推荐 HPV 疫苗接种;既往有宫颈细胞学异常和生殖道疣病史者,仍推荐 HPV 疫苗接种;如个体出现中重度发热性疾病,应在发热好转后再予以疫苗接种;不推荐孕妇接种 HPV 疫苗,但接种前不必常规进行妊娠试验检测,如疫苗接种因妊娠而中断,应于产后完成接种计划;尚未接种过疫苗且小于或等于 26 岁的哺乳期妇女,推荐 HPV 疫苗接种。哺乳女性可以接受任何类型的 HPV 疫苗,HPV 疫苗并不影响哺乳的安全性;上市后监测数据尚未发现四价疫苗会增加任何不良妊娠结局的风险。

▮▶ HPV 疫苗的效果如何?

由于宫颈癌发病时程较长,目前 HPV 疫苗临床研究的重点是 HPV 感染和宫颈上皮内瘤变(CIN)。目前三种 HPV 疫苗对于致癌性 HPV 感染以及相关疾病都有显著的预防作用,包括宫颈高级别上皮内瘤变(CIN Ⅱ),阴道、外阴和肛门的上皮内瘤变。HPV 疫苗的免疫活性持续时间尚在研究中,但 HPV 疫苗的免疫活性持续时间至少 10 年,且免疫效力不降低。目前尚无证据支持已接种疫苗者进行加强接种。

系统性评价和荟萃分析发现,如果一个国家 HPV 疫苗接种能够覆盖 50% 以上的女孩儿和年轻女性,HPV16 和 18 的感染率将下降 68%,生殖道疣发生率会下降 61%。根据 2012 年美国疾控中心统计数据预估,如 12 岁以下儿童接种三剂 HPV 疫苗的覆盖率达到 80%,将有 5.3 万人免除宫颈癌的终身风险;如果不提高年度覆盖率,将有 4400 例女性继续发生宫颈癌。

▐▶ 接种 HPV 疫苗有不良反应吗？

二价和四价疫苗都有很好的短期和长期安全性，绝大部分人接种后不良反应轻微，可迅速缓解，包括注射部位疼痛（约90%）、头痛和乏力（约50%）。HPV疫苗严重不良反应的发生率和安慰剂注射的情况类似。九价疫苗也有很高的效力和安全性，不良反应包括轻中度疼痛，接种部位红肿、瘙痒，头痛，发热，恶心，眩晕和乏力。HPV疫苗接种并不影响青少年性行为的模式和妊娠情况，担心HPV疫苗导致"性开放"没有必要。2012—2015年有3项大规模调查问卷研究评估了疫苗接种后的性活力问题，均未发现HPV疫苗接种后和性生活相关的临床风险增加，也不会增加性传播疾病发生率。

▐▶ 男性可以接种 HPV 疫苗吗？

自2009年，美国FDA批准男性人群亦可接种HPV疫苗，推荐接种年龄为13~26岁。男性接种HPV疫苗，一方面可降低男性人群中HPV相关的肿瘤和生殖器疣的发生率，另一方面也有助于降低女性相关肿瘤和病变的发生率。

第三章

宫颈病变及宫颈癌

宫颈病变的一般筛查 🖊

Ⅲ▶ 什么是宫颈病变?

宫颈病变是一个尚未界定的、比较泛化的概念,它有广义和狭义之分。广义的宫颈病变是指在宫颈区域发生的各种病变,包括炎症、损伤、肿瘤(以及癌前病变)、畸形和子宫内膜异位症等;狭义的宫颈病变是从妇科肿瘤角度而言的宫颈病变,限定为宫颈上皮内瘤变(CIN)。鉴于人乳头瘤病毒(HPV)感染的重要性,有人主张将 HPV 感染也归入其中。

宫颈病变是女性的常见病,最严重的当然是宫颈癌。在欧美发达国家,晚期宫颈癌发病率已明显下降,这些国家在宫颈癌前病变的早期就能进行诊断和治疗。而在发展中国家,由于宫颈筛查工作不完善,宫颈癌发生率是发达国家的 6 倍,其中 80% 的患者确诊时已是浸润癌。

从宫颈的癌前病变发展为宫颈癌,大约需要 10 年时间。因此,宫颈癌是一种可预防、可治愈的疾病。关键是要进行筛查,防患于未然,在早期进行干预,早期宫颈癌的治愈率超过 90%。与筛查同样重要的是对人群的健康教育和注意性卫生,减少性传播疾病的风险,也就减少了宫颈癌的患病风险。世界卫生组织推荐,有条件的女性接种 HPV 疫苗是一种很好的一级预防措施。

一般认为,有下列情况者,发生宫颈病变的危险性较高,包括:①多个性伴侣或性伴侣有多个性伴侣;②早期性行为;③性伴侣有宫颈癌性伴侣;④曾经患有或正患有生殖道人乳头瘤病毒感染;⑤人类免疫缺陷性病毒感染者;⑥患有其他性传播疾病者;⑦正在接受免疫抑制剂治疗者;⑧吸烟和吸毒者;⑨有过宫颈病变、宫颈癌、子宫内膜癌、阴道癌或外阴癌等病史者;⑩低社会阶层者。

▐▶ 成年女性为什么要定期做宫颈癌筛查?

宫颈癌是指发生在女性宫颈部位的恶性肿瘤,是全球女性仅次于乳腺癌的第二位常见的恶性肿瘤,在发展中国家是女性生殖道最常见的恶性肿瘤。据统计,我国每年新发病例 14 万左右,约占全球新发病例的 1/5。发病年轻化是宫颈癌的特点之一。

目前,欧美等发达国家晚期宫颈癌患者已经比较少见,原因有二:一是宫颈癌筛查系统的建立;二是病因已经明确,并开发了针对性的疫苗。已经证实,高危型人乳头瘤病毒(HPV)感染与宫颈癌之间有明确的因果关系。

宫颈癌是一种感染性疾病,而且有比较长的癌前期病变过程(5~10年),有机会在癌前病变阶段称为宫颈上皮内瘤变或者癌症早期进行干预和治疗。因此宫颈癌是可以预防、可以治疗和治愈的肿瘤,关键在于普查、早发现和早治疗。

在宫颈癌的筛查方面,美国、欧洲和中国都有自己的指南,而且会根据最新的研究结果不断进行更新。由于不同国家和地区的国情不同,这些指南之间存在一些差异。但一般认为,女性开始筛查的时间不早于21 岁,终止时间是 65 岁,或者在 10 年内有 3 次以上细胞学检查是正常的。

关于宫颈癌筛查的时间间隔一直都在变化之中。一般而言,价廉但敏感性相对较低的传统巴氏细胞学涂片检查可每年做一次;液基薄层细胞学检查(TCT)每两年做一次。30 岁后,连续 3 次正常者,可 2~3 年做一次。目前认为,HPV–DNA 检测的准确性更高,被推荐作为首选的筛查手段。

▐▶ 怎样看明白液基薄层细胞学检查(TCT)报告单?

TCT 是液基薄层细胞学检查的英文首字母缩写,报告单上的有些医学名词(尤其是英文缩写)让人一头雾水,怎样读懂 TCT 报告单呢?

如图 3-1 是一张北京协和医院妇科的 TCT 报告单。

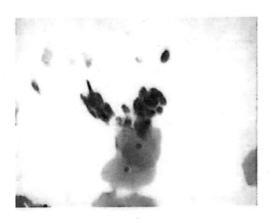

标本满意度：	满意	微生物项目：	滴虫感染提示:无
	细胞量:>40%		真菌感染提示:无
	颈管细胞:有		疱疹感染提示:无
	化生细胞:有		HPV 感染提示:无

图 3-1　TCT 报告单

除了患者的基本信息外,左面一栏是给医生看的,主要是用于评价标本的质量，据此预测报告结果的可靠性。一般而言，细胞量应大于 40%,并且要有宫颈管细胞。化生细胞有无的含义是指宫颈的柱状上皮细胞(类似于牙齿排列)有无向鳞状上皮细胞(类似于鱼鳞排列)的改变,意义不是很大。

第二栏是宫颈微生物的检测情况,包括滴虫、真菌、单纯疱疹病毒和人乳头瘤病毒。正常结果应该是没有;如果有滴虫或者真菌,医生会给予相应处理。有时会报告有人乳头瘤病毒(HPV),但这并不是在显微镜下真正看见了病毒，而是看见细胞感染了 HPV 病毒后空泡样的形态,因此,准确性不如 HPV-DNA 检测。

涉及以下术语,才是真正的细胞学诊断:正常(这样的比例不多)、良性反应性改变(通常因宫颈普通炎症引起)、意义不明的非典型鳞状细胞(简称 ASCUS)、低级别鳞状上皮内病变(LSIL)、高级别鳞状上皮内病变(HSIL)、鳞状细胞癌(SCC)、不典型腺细胞(AGC)。

如何面对 TCT 结果呢？这是医生的工作,但患者朋友不妨稍做了解。

报告为结果正常者,一般定期复查即可,通常是一年一次。有时高度怀疑宫颈有病变,但 TCT 报告结果正常,医生也可能要求再次复查。

对有良性反应性改变者,通常会建议治疗炎症后 3 个月至半年后复查。

对有意义不明的非典型鳞状细胞者,有两种方案:一种方案是检查人乳头瘤病毒(HPV),如果阳性,则进一步做阴道镜检查;如果阴性,则3 个月至半年后复查。另一种方案是直接等 3 个月至半年后复查。

对于有低级别鳞状上皮内病变 (LSIL) 和高级别鳞状上皮内病变(HSIL)者,一般都要进行阴道镜检查。这是一种特殊的放大镜,可以把宫颈组织放大后对病变情况进行评价。更重要的是对有可疑病变的区域取活体组织送病理检查。

对于鳞状细胞癌和不典型腺细胞要进一步检查。

需要注意的是,TCT 毕竟只是筛查,其作用仅仅相当于"派出所",能初步判断某人可能"是坏人",但没有最后定罪的权力,因此,还需要阴道镜活检或者宫颈锥切才能确定。而且通过 TCT 发现的宫颈癌,绝大多数都是早期的,处于可以控制的阶段。如果在宫颈上已经见到病变,医生通常不会再做 TCT,而是直接进行活检。

▐▶ 什么是阴道镜检查?

阴道镜是一种妇科临床诊断仪器,为妇科内镜之一,适用于各种宫颈疾病及生殖器病变的诊断。1925 年, 阴道镜由德国学者 Hans Hinselman 发明,经过半个多世纪的发展,已普遍应用于下生殖系统疾病的诊断,尤其是对下生殖道癌前病变、早期癌及性疾病早期的诊断。

阴道镜能观测到放大 10~60 倍的图像,发现肉眼不能发现的微小病变。借着这种放大效果,医生可以清楚地看到宫颈表皮微小病灶的细节,并在它的引导下钳取活体组织做病理检查。

有以下情况的患者应考虑进行阴道镜检查:①宫颈刮片细胞学检查巴氏 3 级或者以上,或者液基薄层细胞学检查不典型鳞状上皮细胞阳性以上和(或)高危型 HPV-DNA 检测阳性者;②有接触性出血,但肉眼观察宫颈无明显病变;③肉眼观察有可疑癌变;④可疑下生殖道尖锐湿疣;⑤可疑阴道腺病、阴道恶性肿瘤;⑥宫颈、阴道及外阴病变治疗后,进行复查和评估。

阴道镜检查前需要有宫颈刮片或者 TCT 检查结果,并且医生检查没有发现阴道毛滴虫、念珠菌、淋菌等感染,检查前 24 小时内无性生活,不做阴道冲洗和妇科检查。

在阴道镜下钳取了活体组织检查的患者,有时为了止血的需要,医生会放置带有线绳的纱球压迫,患者可在 6 小时后自行取出。如果一直感觉阴道有血流出而且大于月经量最多的时候,或者纱布取出后有大量出血,应及时到医院就诊。

▶ 人乳头瘤病毒(HPV)感染是怎么回事?

人乳头瘤病毒(HPV)与宫颈癌的关系已经明确。通过对 HPV 感染的检测,可以预防、早期发现和治疗宫颈癌。

到目前为止,已经发现了两百多种不同类型的 HPV,其中有 54 种可以感染生殖道黏膜。依据人乳头瘤病毒与癌瘤的关系,感染肛门生殖器的人乳头瘤病毒可归类为低度危险型、中度危险型和高度危险型。低危型人乳头瘤病毒常常出现在良性病变中,如 HPV6/11;高危型人乳头瘤病毒则通常出现在重度不典型增生和癌灶中,如 HPV16/18 型可在大多数宫颈癌、一些肛门癌、阴茎癌和阴道癌中检测到。

可以这样认为,性生活、月经、分娩、避孕方式以及吸烟等,都会增加人乳头瘤病毒感染的风险,从而增加宫颈癌的发病危险。实际上,高危型人乳头瘤病毒感染是一种很常见的事件,有资料显示,40%的女性在其一生的某个时期都会感染 HPV。幸运的是,80%感染 HPV 的女性会通过自身的免疫系统将病毒清除,时间通常在 8 个月以内。但如果女性反复大量接触病毒或者免疫功能下降,则有可能发生宫颈病变甚至宫颈癌。

最近的研究显示,如果高危型 HPV-DNA 检测结果为阴性,那么 3 年之内发生高级别宫颈病变(即宫颈上皮内瘤变 CINⅢ及以上病变)的可能性仅为 0.33%;如果检测结果为阳性,则发生 CINⅢ及以上病变的可能性增加到 9.63%;如果是 HPV16 阳性,可能性增加到 25.23%;如果是 HPV18 阳性,发生病变的可能性为 10.66%。

为了更好地理解 HPV,附一篇点击量很高的网络科普文章,本文以第一人称的方式对人乳头瘤病毒进行了介绍。

人乳头瘤病毒的真情告白

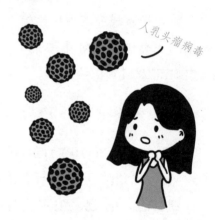

人乳头瘤病毒

我叫人乳头瘤病毒,是近年的一个腕级人物,尽管还没有搞成"HPV门",但也已经"全球风雨"了。我也来说两句。

(1)首先,我的家族成员很多,有 200 多个,但实际上给宫颈造成麻烦的多半是 HPV16 和 HPV18 两个而已,两者对宫颈癌的贡献超过了70%,被世界卫生组织认可的高危型病毒有 31、33、35、39、45、51、52、56、58、59、66、68 型 HPV。

(2)我非常自豪,因为我成就了一名叫汉斯的德国老伯,他居然发现我(HPV)与宫颈癌之间存在明确因果关系,并由此获得 2008 年度诺贝尔医学奖。

(3)我也有点儿自卑,因为我其实是个"山贼"而已,与其他"大腕"(乙型肝炎病毒 HBV 和丙型肝炎病毒 HCV,均引起肝癌;人类免疫缺陷病毒 HIV,引起艾滋病)相比,我只在宫颈上闹点事儿,而且只要你稍有警惕(每两年一次宫颈癌筛查),我就难成大事。

(4)至于我是如何缠上你的,有时是天知、地知、你知、我知,但很多时候是真的不知道。通常是通过性行为,但接触不干净的卫生洁具和用品后也可能沾染上我。

（5）其实，并不是一沾上我，就会得宫颈癌。只有长期、持续、高负荷地与我亲密接触，才会引起宫颈的癌前病变和宫颈癌。

（6）据说，40%的女性在一生中的某个时期会与我有过接触，但我通常作为访客出现，多半会自动离开。但如果你的状态不好（免疫能力下降）、环境适宜（多个性伴侣、不洁性生活），我就会克服一下，定居了！

（7）如果妇科医生发现我缠上了你，你当然会紧张和不快，但是从另一个角度来说，也是一件比较幸运的事情。因为被暴露后，我的家族的后续破坏工作多半做不成了。

（8）那么，什么时候要怀疑到我并对我展开调查呢？如果宫颈液基薄层细胞学检查（即 TCT）提示有意义不明的非典型鳞状细胞（称为 ASCUS）或者更高程度的病变，那就要进行 HPV 检测了。如果证实我不在现场（即 HPV 阴性），你大可以放心，半年之后复查 TCT 即可；如果证实我确实在现场（即 HPV 阳性），你就需要进一步检查，要做阴道镜和活检了。如果 TCT 发现为更高级别的病变，我就基本应该自首了，检查只是留底备案而已。

（9）至于如何对我进行调查，有几条途径：一是宫颈液基薄层细胞学检查（TCT）报告单上会提示；二是其他方法报告有 HPV16/18 阳性；三是杂交捕获的人乳头瘤病毒检查，除了报告阳性之外，还报告具体数值（是半定量，和 HPV 的量有一定相关性，但不绝对平行）。目前，更新一代的 HPV 检测技术是 HPV 分型，能检测出感染的具体 HPV 型别。

（10）如果准备怀孕的女性沾染上我，我建议你还是先把我的大部队打发走了（HPV 值明显降低）之后再怀孕。潜伏下来的少量人员一般不会影响妊娠结局。

即使我已经给你带来了伤害（如各种类型的宫颈癌前病变），你仍然是可以搞定我的。狂轰滥炸的攻击（各种针对宫颈病变的物理治疗和锥切）能将我的部队大部分消灭，即所谓"治病即治毒"，留下的残兵一般很难组织有效进攻。而且你自身的免疫能力有可能最终将我清除。

基本上可以负责任地说，目前还没有口服药物能对付我。在宫颈局部使用干扰素可能会有一定效果。现在人类又开发出了新式武器,即预防性HPV疫苗(主要针对HPV16和HPV18)。据官方发布的消息,效果还是不错的。

总之,我并非可怕至极,但你的确需要关注,否则真的会闹出点儿动静的!

▐▶宫颈癌有疫苗吗?

大约70%的宫颈癌前病变和宫颈癌由HPV16和HPV18引起。近期的研究显示,如果高危型HPV-DNA检测结果为阴性,那么3年之内发生高级别宫颈病变(即CINⅢ及以上病变)的可能性为0.33%;如果高危型HPV检测阳性,发生CINⅢ及以上病变的可能性增加到9.63%;如果是HPV16阳性,可能性增加到25.23%。

人们已经成功研制了预防性HPV疫苗。目前全球共有三种HPV疫苗上市,分别是二价疫苗希瑞适(Cervarix)、四价疫苗佳达修(Gardasil)和九价疫苗佳达修-9(Gardasil-9)。

二价疫苗希瑞适可以预防HPV16和HPV18感染,对宫颈癌的预防而言,可以说是雪中送炭。因为超过70%的宫颈癌都是由这两种病毒引起的。2016年7月,其获准进入中国,2017年7月正式进入中国。四价疫苗佳达修可以预防HPV6、11、16、18感染,对于宫颈癌的防控而言,四价疫苗是在雪中送炭基础上的锦上添花,因为HPV6和HPV11并不属于宫颈癌高危型HPV病毒,它们可以引起尖锐湿疣和外阴癌,而外阴癌相比宫颈癌少见得多。四价疫苗2017年6月获准进入中国,2017年年底正式进入中国。九价疫苗佳达修-9针对6、11、16、18、31、33、45、52、58型HPV感染,据称能预防90%的宫颈癌。九价疫苗2017年4月底获准进入中国,同年5月底正式进入中国。

关于接种年龄,目前中国的疫苗推荐的接种范围,二价疫苗为9~45岁,四价疫苗为20~45岁,九价疫苗为16~26岁。超过此年龄范围,目前无法接种。疫苗通常需要在6个月内分3次肌内注射。前一段时间陆续报道了该疫苗的一些不良反应,但多数都很轻微,如注射部位出现红疹、肿胀及疼痛,或发生过敏反应,也有发热、呕吐、晕眩、肌肉无力及麻痹症状,但专家们认为疫苗总体而言是安全的。

HPV疫苗并不能使已经形成的癌前病变逆转成为正常,所以对于已经有病变的患者,其使用价值不大。但是如果已经检查发现HPV感染,甚至发展为宫颈癌前病变,各种治疗转为阴性之后,有没有必要接种HPV疫苗呢?对这些女性,以前都不推荐接种HPV疫苗,原因在于在所有针对疫苗进行的临床试验中,为了统计的方便和疗效分析的可比性,选择患者时会排除有HPV感染的患者。但韩国的一项研究显示,对于有HPV感染史,或者锥切之后复查HPV阴性的女性,注射HPV疫苗能显著降低再次感染HPV和发生CIN的概率。

与其他传染病的防治一样,如果有特殊的疫苗针对HPV,将可能从源头上预防宫颈癌的发生,成为宫颈癌的一级预防措施。实际上,HPV疫苗的研制已经取得了成功,分为治疗性疫苗和预防性疫苗两种。目前上市的都是预防性疫苗,治疗性疫苗尚处于研制阶段,这些疫苗很快会用于中国临床。

值得一提的是,HPV疫苗属于宫颈癌的一级防控措施,而宫颈癌的筛查属于二级防控措施,两者不能相互取代。也就是说,即使接种了HPV疫苗,也同样要定期接受筛查,并不能"一针了之"。原因很简单,现有疫苗,包括九价疫苗并不能预防所有高危型HPV。而且可能还有一小拨儿高危型HPV目前没有得到鉴定,当然更没有针对性疫苗。

▶ 如果确诊为宫颈上皮内瘤变1级(CINⅠ)该怎么办?

宫颈上皮内瘤变1级属于程度相对较轻的宫颈癌前病变,50%可以自然恢复正常,另外50%会进展成CINⅡ和CINⅢ。那么,如果做了阴道镜活检,诊断为CINⅠ该如何处理呢?

首先,要知道TCT报告的结果。TCT报告的结果可以简单分为3大类。

(1)大致正常。包括报告为正常,未发现恶性细胞、良性反应性改变、炎症。

(2)细胞学低级别病变。包括意义不明的非典型鳞状细胞(ASCUS)、非典型鳞状细胞倾向于高度病变(ASC–H)、低级别鳞状上皮内病变(LSIL)。

(3)细胞学的高级别病变。高级别鳞状上皮内病变(HSIL)、鳞状细胞癌(SCC)、腺癌等。

接着,需要知道阴道镜检查是否满意。

(1) 满意。就是说宫颈的柱状上皮和宫颈的鳞状上皮交界的部位(称为移行带,是宫颈癌前病变最容易发生的部位)被检查医生看到,而且在此部位取了活体组织送病理检查,那么我们可以假设,宫颈上不会存在比 CIN Ⅰ 更重的病变了。

(2)不满意。就是说医生没有看到移行带,也没有在这些部位取活检,那么我们就要怀疑,活检的地方可能并不是病变最重的部位,换句话说,宫颈上有可能存在比 CIN Ⅰ 更重的病变。

最后,要了解宫颈病变治疗方法的优缺点。

(1)随诊观察:其实就是不治疗,定期复查。

(2)物理治疗:包括宫颈冷冻、激光、电烙、射频、冷凝等,优点是操作简单,门诊就可进行。缺点是不能得到组织标本。

(3)手术治疗:圆锥形地切除一部分宫颈组织,简称宫颈锥切。其优点是能够提供标本进一步检查,以发现可能存在的更严重的病变,缺点是创伤稍大,需要住院。

有了这些信息,我们就可以选择 CIN Ⅰ 的处理方案了。

第一种情况:如果细胞学和阴道镜的结果两者符合,那么治疗上主要取决于合并的症状。如果合并有同房后出血、宫颈糜烂,可以进行物理治疗,比如宫颈激光;如果没有症状,仅仅是常规体检发现的宫颈问题,可以定期复查。

第二种情况:细胞学和阴道镜的结果两者不符合,而且阴道镜检查不满意,最好是做宫颈锥切;如果阴道镜检查满意,但合并宫颈糜烂、同房后出血等,可以做宫颈激光治疗。如果没有症状或者宫颈光滑,也可定期复查。

Ⅰ▶ 如果确诊为宫颈上皮内瘤变 2 级和 3 级该怎么办？

通常将宫颈上皮内瘤变 2 级和 3 级统称为高级别鳞状上皮内病变。一般认为这两类病变很难自行痊愈,部分还有进展成癌症的可能,故推荐进行治疗。

对于宫颈上皮内瘤变 2 级(CIN Ⅱ),做宫颈激光或者高频电刀宫颈环形电切(LEEP)都是可以的。但在做出选择之前,有一点必须明确,那就是阴道镜检查是否满意。

如果阴道镜检查结果是满意的,可以做宫颈激光,对病变部位进行烧灼破坏就可以了;如果阴道镜检查结果不满意,需要切除部分宫颈来做病理检查,也就是宫颈锥切;如果是 CIN Ⅲ,除非患者年轻且未生育,否则一般推荐宫颈锥切。

宫颈锥切的方法有多种,包括冷刀锥切、普通电刀和高频电刀宫颈环形电切。目前认为,对于需要切除部分宫颈进行诊断和治疗的 CIN Ⅱ,LEEP 是最合适的方式,优点是损伤小、恢复快。

宫颈病变的手术治疗 ✐

Ⅰ▶ 什么是宫颈环形电切和宫颈冷刀锥切？

宫颈锥切术就是由外向内呈圆锥形切下一部分宫颈组织。一方面是为了做病理检查,确诊宫颈的病变,另一方面也是切除病变的一种治疗方法。宫颈锥切手术刚开始的时候是通过解剖刀进行的,称为冷刀锥切,其优点是切缘清晰,利于病理检查;缺点是需要住院,需要麻醉,手术时间长,术中容易大量出血。

宫颈环形电切(LEEP)是近年发展起来的一种新技术,属于宫颈锥切的一种。这种方法采用低电压、高电流以及细小的环型电刀切除宫颈病变,可在门诊进行手术,而且可以提供标本进行病理学检查。这种方法简便、易行,是宫颈病变安全、有效的诊治方法。

如果有以下几种情况,则可能需要进行宫颈锥切。

(1)宫颈刮片多次发现有恶性细胞,但阴道镜检查无异常,宫颈活检或分段诊刮颈管阴性者,应做宫颈锥切进一步确诊。

(2)宫颈活检已确诊是原位癌,或显微镜下发现有早期浸润,为了确定手术范围,可以先做宫颈锥切,切下宫颈组织做进一步病理检查,以确定手术方案。

(3)怀疑宫颈腺癌者。

(4)慢性宫颈炎经保守治疗效果不佳者,可做宫颈锥切术治疗。

手术前后应注意以下事项。

(1)最好选在月经后 3~7 天内进行手术,以减少出血及感染的机会。

(2)由于手术可能出血较多,所以术前应化验血型、血常规及出凝血时间,应排除出血性疾病。

(3)术前检查阴道方可施行手术,注意外阴清洁以免术后发生感染。

(4)手术后两个月内避免性生活,以免出血。

(5)手术后应按医生要求定期复查。

▣▶ 为什么要做宫颈锥形切除术?

权威观点认为,一个医院宫颈锥形切除术开展的多少,可以在某种程度上体现其对宫颈癌的治疗水平。但一些患者不理解,他们认为:"都要变成癌了,干脆把子宫切了吧,为什么受两次罪呢?"关于为什么不能这么做,至少有两方面原因。

一方面,之所以称为癌前病变,说明它毕竟不是癌,只是如果不进行治疗,经过一段时间(平均 3~8 年)后会变成癌。而且"宫颈病变"说到底仍然是"宫颈"本身的问题,除非发展成晚期宫颈癌,一般不会伤到子宫。因此,大多数情况下锥切就足够了,没有必要切除子宫。对于年轻女性的宫颈癌前病变,如果切除子宫,属于治疗过度。

另一方面,对于某些早期的宫颈癌(专业术语称Ⅰa1期、Ⅰa2期、Ⅰb1期),如果直接切除子宫,结果发现为Ⅰa1期宫颈癌,当然很幸运,因为全子宫切除刚好合适。但如果不幸是Ⅰa2期或Ⅰb1期,就比较麻烦。因为这种情况仅仅切除子宫是不够的,还应切除子宫旁边的一些组织(即扩大子宫切除),而此时做补救手术非常困难,容易造成损伤。

因此,对于阴道镜活检诊断为宫颈上皮内瘤变2~3级的患者,一般需要进行锥切来进行全面评价,或者作为治疗。对于阴道镜活检报告有原位癌、不除外浸润或者浸润深度不明确者,更要通过锥切来判断浸润深度。

关于宫颈癌,我们应该知道的 ✎

▶▶ 什么是宫颈癌?有哪些症状?

宫颈癌是指在宫颈下端宫颈口附近发生的恶性肿瘤,是由癌前病变逐渐发展而来的,其发生和发展往往经历较长时间。宫颈癌以鳞状上皮细胞癌为主,占90%,腺癌仅占5%~10%。鳞癌与腺癌在外观上并无特殊区别,一般都长在宫颈阴道部或颈管内。

目前宫颈癌采用国际妇产科联盟制定的分期法,由轻到重分为4期。

Ⅰ期:癌组织已经突破基底膜向深部组织浸润,但仍局限于宫颈范围内。

Ⅱ期:癌组织超越宫颈范围,向上侵犯宫体;向两侧侵入宫旁,但未达到到骨盆壁;向下侵犯阴道,但未累及阴道下1/3。

Ⅲ期:癌组织侵犯宫旁,达骨盆壁;或向下侵犯阴道下1/3。

Ⅳ期:癌组织已侵犯直肠或膀胱,或蔓延到外阴部,或盆腔内广泛浸润,或有广泛转移。

早期宫颈癌,宫颈外观没有明显异常,一般依靠宫颈细胞学检查进行诊断。当疾病发展到一定阶段后,可能有以下症状。

（1）最早出现的症状可能是性交后有少量出血，或月经不规则，或是绝经后又出血。

（2）随着病情的发展，肿瘤逐渐增大，患者有白带增多。如果癌组织已经坏死、感染，会排出较多混有血液的恶臭白带。晚期出血量增多，甚至因较大血管被侵蚀而引起致命的大出血。肿瘤局部可呈菜花样、结节型或溃疡状，当肿瘤坏死脱落后则呈空洞状。

（3）当肿瘤侵犯膀胱时，可引起尿频、尿痛或血尿，甚至引起尿闭及尿毒症，是死亡的主要原因之一。若肿瘤侵犯直肠，常有里急后重、便血或排便困难，甚至形成直肠阴道瘘。当肿瘤浸润宫颈旁组织和骨盆壁时，就会出现严重的持续性腰骶部及下肢疼痛。

（4）晚期患者由于长期消耗，会极度消瘦。

▐▶ 接触性出血是怎么回事？

接触性出血是指在性生活后或妇科阴道检查后的阴道出血现象。正常情况下性交不会引起阴道出血。常因以下情况发生性交后出血，如严重阴道炎、宫颈糜烂、宫颈息肉、子宫内膜异位症及宫颈癌等。当患有这些疾病时，接触到宫颈也可引起出血。出血量一般不多，有时仅是白带中伴少许血丝。但比较遗憾的是，即使发现了这个问题，有些患者也不以为然，不到医院就医，从而影响疾病的早期诊断。

早期的宫颈癌，大多没有特异性症状。最早出现的就是性交后出血，所以当出现接触性出血时，应尽快去医院就诊，进行宫颈的细胞学检查，必要时进行阴道镜检查以明确诊断，不要拖延诊断，失去治疗时机。

▐▶ 性行为与宫颈癌有关吗？

高危型人乳头瘤病毒的持续感染是宫颈癌的病因之一。这是一种主要通过性行为传播的病毒，因此可以推论宫颈癌与性行为是有关系的。150年前人们就发现，修女患宫颈癌极罕见，以后的许多研究也证实性混乱、初次性交年龄较早、多个性伴侣与宫颈癌密切相关。

很多病例证实,宫颈癌患者的配偶大多有各种性病史,包括生殖器疣、淋病、生殖器疱疹。如果男方经常使用避孕套,那么女性患宫颈癌的危险就会很低。另外,阴茎癌患者的性伴侣比其他女性患宫颈癌的危险高4倍,丈夫进行包皮环切、初次性交年龄提前、性伴侣数增加,都会使宫颈癌相对危险性上升。

由此可见,性行为的特点与宫颈癌密切相关,原因是它们增加了女性感染人乳头瘤病毒的机会。但这都是群体研究的结果,具体到个人则不能完全套用。

▐▶ 宫颈癌是由宫颈糜烂发展而来的吗?

所谓的宫颈糜烂可以分为3种情况:第一种是前文所说的宫颈糜烂不是病,而是一种生理表现,没有临床症状;第二种是由一些物理的、化学的或者普通的感染引起的宫颈改变,在医生的眼中是一种病态,患者本人可能有症状,也可能没有症状;第三种是由于特殊的病毒即人乳头瘤病毒感染引起的宫颈病变甚至宫颈癌,但外观上表现为宫颈糜烂。

对于第一种和第二种宫颈糜烂,如果没有白带多、分泌物异味、接触性出血等症状,可以认为不是病。反之,如果有上述症状,即使不是病,也需要干预。通常而言,眼见为实、耳听为虚,但对于宫颈的检查或者说宫颈糜烂,肉眼检查是无法区分这3种情况的。所以,最关键的是要排除这种糜烂是宫颈癌前病变或者宫颈癌的表现。

可以看出,前两种形式的宫颈糜烂本身不会直接发展成为宫颈癌,但在医生肉眼检查和患者的症状上,宫颈糜烂的外观与癌前病变和早期的癌很难区别,所以对于宫颈糜烂仍需要重视和检查。

▐▶ 为什么要对Ⅰ期的宫颈癌进行细分?

Ⅰ期的宫颈癌是指肿瘤局限于宫颈,还没有转移的早期宫颈癌。在治疗上有很多选择,需要医生和患者配合,精心设计。Ⅰ期宫颈癌小的病变只有借助显微镜才能看到，大的病变直径会有 7~8cm 或者更大，呈菜花样，有时能充满整个阴道腔。

(1)细分Ⅰ期宫颈癌

Ⅰ期宫颈癌大致可分为Ⅰa 和Ⅰb 两个期别。Ⅰa 期和Ⅰb 期又分别再分为Ⅰa1、Ⅰa2、Ⅰb1、Ⅰb2 期。Ⅰa1 期是指在显微镜下测量肿瘤浸润深度不超过 3mm，宽度不超过 7mm；Ⅰa2 期是肿瘤浸润深度超过 3mm 但不超过 5mm，而且宽度不超过 7mm。如果浸润深度超过 5mm，或者任何病变宽度超过 7mm，就属于显微镜下的Ⅰb1 期。还有一种Ⅰb1 期是不用显微镜而肉眼就可以看到的病变。如果肿块直径超过 4cm，就归为Ⅰb2 期了。

(2)怎样治疗Ⅰ期宫颈癌

根据分期，结合患者的年龄和是否有生育要求来选择治疗方式。Ⅰa1 期宫颈癌患者，如果无生育要求，最恰当的治疗方法是连同宫颈一起全部切除(全子宫切除)。如果患者年轻且尚未生育，可以根据先前锥切下来的病理标本的边缘情况决定治疗方案。如果切除标本的边缘没有癌，也就是说切除干净了，可以随诊观察，嘱咐患者尽快怀孕。如果边缘有可疑的癌，可以再次进行锥切。

对于Ⅰa2 期以后的患者，如果患者无生育要求，应该进行广泛的子宫切除。不仅要切除子宫和宫颈，还要切除可能发生转移的子宫旁、阴道旁、紧邻宫颈的上段阴道和盆腔淋巴结。这是一种较大的妇科肿瘤手术，又称为宫颈癌根治术、根治性子宫切除术，有较多的并发症。

对于Ⅰa2 期和部分Ⅰb1 期肿瘤直径<2cm 的患者，如果有强烈的生育要求，同时排除了其他导致不孕的因素，并且没有卵巢和子宫等生殖道的疾病，可以只切除宫颈而保留子宫，这样就保留了患者的生育功能。

▶▶ 在日常生活中怎样预防宫颈癌？

预防宫颈癌应该从生活方式入手，减少接触感染的机会，避免免疫力下降。婚产因素、宫颈糜烂、包皮垢、性行为、性传播性疾病是宫颈癌发病的危险因素。针对这些危险因素,可采取以下措施。

（1）定期做妇科检查,定期做宫颈刮片检查。如果发现宫颈刮片异常,应及时处理。可以这么说,成年女性只要每年或者每 2~3 年进行一次妇科检查和宫颈癌的防癌筛查,就很难患上晚期的宫颈癌了。

（2）注意经期、孕期、产褥期卫生保健,养成良好的卫生习惯。采取新法接生,分娩或流产术中避免宫颈裂伤,一旦发生裂伤,应予以手术缝合。这些措施可以减少或预防对宫颈的物理损伤和反复修复过程（后者是导致基因突变的诱因）。

（3）如果长期白带增多或有异常阴道出血,应立即去医院检查,以排除宫颈癌前病变和早期宫颈癌,进行有针对性的治疗。

（4）注意性生活卫生,避免性生活混乱。男性阴茎包皮过长者,建议做环形切除。研究发现,性生活特点与宫颈癌的发生有密切关系,提倡安全的性生活。

（5）提倡晚婚及少育。越来越多的研究说明多产和宫颈癌密切相关。分娩 1~3 次患病率最低,4~6 次逐渐增高,7 次以上明显增高。其原因是,分娩时宫颈的创伤及妊娠时内分泌和营养的改变等使宫颈对人乳头瘤病毒的免疫力下降、易感性增加。

（6）除非患者特别年轻,一般不做保留宫颈的次全子宫切除,以免发生残存宫颈癌。

▶ 什么是宫颈癌的三级防治策略？

基于宫颈癌的病因明确,目前人们对于宫颈癌也提出应该有三级防治策略。

（1）一级防治。疫苗的使用是宫颈癌的一级防治措施,能使大多数女性免于罹患宫颈癌前病变和宫颈癌。但可以预料,随着时间的推移,病毒会进化逃逸对策,因此,绝不能取代后述的二级防治措施。目前认为,人乳头瘤病毒疫苗的适用人群为 9~26 岁无性生活的女性;一旦有性生活,免疫效力会下降;免疫效力至少能维持 5 年。

(2)二级防治。对宫颈癌前病变的筛查和处理,是宫颈癌的二级防治措施。推荐 21 岁以上的女性或者有性生活史 3 年以上的女性,至少每两年做一次宫颈细胞学检查。目前广泛采用的是液基薄层细胞学检查,即 TCT,未来有可能做人乳头瘤病毒检测。根据情况,必要时做阴道镜检查或宫颈锥形切除。如果这样定期做防癌检查,宫颈癌很难发展成为晚期。

(3)三级防治。对确诊宫颈癌的手术切除、放射治疗加上化学治疗是宫颈癌的三级防治措施。目前,早期宫颈癌的治疗效果较好,晚期或复发患者效果仍不理想。

根据目前的医疗水平,可以乐观地认为,随着人乳头瘤病毒疫苗的广泛应用和宫颈癌前病变筛查和处理的规范化,晚期宫颈癌会越来越少。

▐▶ 如何治疗宫颈癌?

最常用的治疗方法有放射治疗和手术治疗,此外还有化学治疗、中药治疗和热疗等。但到底用什么方法来治疗,要根据病变期别来选择。

放射治疗是治疗宫颈癌的主要方法。宫颈癌对放射线敏感,对于各种期别均有较好的治疗效果。放射治疗包括腔内照射和腔外照射两种。早期资料显示, 放射治疗后宫颈癌患者的 5 年生存率平均为: Ⅰ 期 93%,Ⅱ 期 82%,Ⅲ 期 63%,Ⅳ 期 26%。随着放射治疗技术的进步,疗效会逐步提高。

对于 Ⅱa 期以前的早期宫颈癌患者,可进行手术治疗,也就是根治性子宫切除。手术除了切除子宫外,还要把可能发生转移的宫颈两旁的组织、部分阴道、连同盆腔淋巴结一起切除。宫颈鳞状细胞癌的患者,可以不切除卵巢,使其功能得以保留;但宫颈腺癌患者,

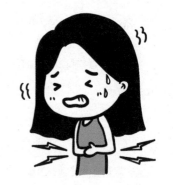

腹痛

一般要同时切除卵巢。由于不进行放射治疗，患者的阴道不会发生挛缩，保留了患者进行性行为的功能。

目前对于晚期宫颈癌的治疗效果仍不理想，但早期宫颈癌的治疗效果已经提高了很多。因此，宫颈癌的治疗效果仍寄希望于早期发现和早期治疗。

▶ 宫颈癌放射治疗应注意什么？

放射治疗是治疗宫颈癌的有效方法之一，但会出现不同程度的反应和并发症。因此，治疗期间和治疗后应注意以下几个方面。

(1)感染可降低放射治疗效果。因此要注意预防。预防感染的方法是放射治疗期间做阴道灌洗，有条件的可去医院或门诊灌洗，也可自用简便灌洗器灌洗。放射治疗结束后亦应继续进行。有感染时应加用抗生素。

(2)贫血会降低放射治疗效果。因此对于贫血的患者，应加强营养，适当输血，或用促红细胞生成素，改善贫血状况。

(3)宫颈粘连、宫腔积脓是放射治疗并发症之一。因此放射治疗后仍要坚持阴道灌洗。坐浴对预防阴道粘连有一定益处。

(4)放射治疗期间或放射治疗结束后可能出现腹痛、腹泻、便血、尿频、尿痛等放射治疗反应或骨髓抑制。因此治疗期间或治疗后应禁食辛辣刺激性食物，加强营养，鼓励大量饮水，多吃蔬菜、水果和富含高蛋白、高维生素的食物，必要时可服用解痉药物及抗生素。

(5)放射治疗期间或放射治疗后短期内，放射治疗局部皮肤不能用碘酒，不要热敷，不贴胶布，以免刺激皮肤。

(6)治疗后应定期随诊。

▶ 宫颈癌患者治疗后应如何随诊？

宫颈癌患者治疗后应有计划地随诊，观察治疗效果，处理远期并发症和出现的新问题。

宫颈癌放射治疗后的远期并发症主要有肠道及泌尿系统并发症。

肠道并发症的发生率为 10%~20%，包括放射性直肠炎、乙状结肠炎、阴道直肠瘘、肠粘连、肠梗阻、肠穿孔等，往往出现在放射治疗半年后。宫颈癌放射治疗后的泌尿系统并发症主要以放射性膀胱炎为主，发生率为 2%~10%，其治疗须保持膀胱空虚，并给予对症止血治疗。

宫颈癌手术治疗效果虽好，但在术后 3 年内复发的并不罕见。宫颈癌手术治疗后复发率为 5%~20%。因此，随诊过程中应检查有无复发。由于绝大多数复发于 3 年内，所以建议患者两年内每 2~3 个月随诊一次，3~4 年内每 3~4 个月随诊一次。患者遇到问题时应随时就诊。随诊检查应全面，包括全身检查及仔细的盆腔检查、盆腔 B 超检查，对可疑病变做病理检查。如果保留了卵巢，还应了解卵巢的功能状态。

▮▶ 宫颈癌能用腹腔镜治疗吗？

答案是肯定的。

目前有两种腹腔镜的手术方法用于早期宫颈癌的治疗。第一种方法是在腹腔镜下切除淋巴、子宫血管以及宫旁组织，结合改良的扩大阴式子宫切除术。有技术条件的大型医院已经开始将这种手术方法用于早期宫颈癌的治疗。第二种方法是完全采用腹腔镜做扩大子宫切除术及双侧盆腔淋巴结切除术。这种方法因技术难度较大，尚未完全开展起来。因此，腹腔镜手术能否用于早期宫颈癌的治疗，完全取决于患者就诊医院的技术条件，没有统一的推荐治疗建议。

与开腹手术方法相比，腹腔镜术后恢复快，而且不会延误相关治疗，术后形成肠粘连的可能性低于开腹手术，日后放射治疗引起的肠道问题也会有所减少。

▮▶ 宫颈癌患者还有可能保留生育功能吗？

对于尚未生育的浸润性宫颈癌患者，尽管手术切除子宫可以挽救生命，但生育功能的丧失对患者本人及其家庭都是一次灾难性的打击。于是一种彻底切除宫颈但保留子宫的手术应时而生，这就是根治性宫颈切除术。

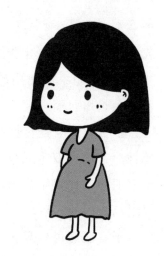

简单地说，根治性宫颈切除术就是在确认某些早期宫颈癌没有发生盆腔淋巴结转移的前提下，切除80%~100%的宫颈。这样，患者的宫颈癌得到了治疗，同时因保留了子宫体，理论上也保留了患者的生育功能。需要注意的是，经过这种手术治疗，患者的流产和早产的概率会增加。

目前认为这一手术的适应证为：①患者有强烈的保留生育功能的愿望；②没有其他引起不孕的疾病，并且生育功能没有被破坏；③Ⅰa2期或Ⅰb1期患者；④病变<2cm；⑤没有淋巴结转移；⑥没有血管及淋巴管浸润。

做根治性宫颈切除手术的患者要清楚，保留子宫后，宫颈癌有复发的可能性。一般建议术后6个月后再尝试怀孕。如果自然受孕失败，可以采用辅助生殖技术助孕。由于妊娠后早产及流产发生率较高，建议孕18~28周时每两周检查一次，分娩方式一般选择剖宫产。

子宫肌瘤的诊断和治疗

▶ 子宫肌瘤是一种什么样的肿瘤？

子宫肌瘤是长在子宫上的一种良性肿瘤，多发生于30~50岁女性（当然也有更年轻的），又被称为"子宫纤维瘤""子宫纤维肌瘤"或"子宫平滑肌瘤"，简称子宫肌瘤。有资料显示，35岁以上的女性中，每4~5人就有1人患有子宫肌瘤，只不过有的症状不明显，没有被诊断出来而已。

子宫肌瘤的确切病因目前还不完全清楚，一般认为与女性体内的雌激素紊乱有关。这种论点有很多依据。青春期前的女孩，由于体内雌激素水平不高,很少发生子宫肌瘤。女性绝经以后,雌激素显著减少,原先的子宫肌瘤会停止生长甚至萎缩。另外,切除卵巢以后,肌瘤也会缩小,但切除卵巢后使用雌激素,萎缩的子宫可以恢复到正常大小,有的甚至会长出肌瘤。

子宫肌瘤有遗传性吗？现在认为,很多疾病都有遗传性或者遗传易感性。在同卵双生的孪生姐妹中,一人发现患有子宫肌瘤时,另一人患子宫肌瘤的比例很高;母亲患子宫肌瘤者,其女儿患子宫肌瘤的概率明显增高。因此,可以说子宫肌瘤有一定的遗传倾向。

子宫肌瘤可以只长一个(单发性子宫肌瘤),也可以长十几个、几十个甚至上百个(多发性子宫肌瘤)。无论子宫肌瘤的大小和多少,最开始的时候它都是长在子宫肌壁上的,后来由于向不同方向推进生长而有不同的名称。

如果子宫肌瘤的大部分或全部仍然在子宫肌层中(不妨把子宫想象成一间房子,肌层相当于墙体),称为肌壁间肌瘤,这是最多见的一种子宫肌瘤。如果子宫肌瘤向子宫表面(外墙面,称为浆膜面)发展,大部分突出于子宫表面,甚至只剩一层浆膜覆盖时,称为浆膜下肌瘤。如果子宫肌瘤向宫腔(内墙面,称为子宫内膜)方向发展,大部分突出于宫腔,甚至只剩一层黏膜覆盖时,称为黏膜下肌瘤。

绝大多数的子宫肌瘤都是长在上端的子宫体上,但也有一些肌瘤生长在下端的宫颈部位,称为宫颈肌瘤。源于子宫肌层内的肌瘤也可向子宫两侧的阔韧带生长,形成阔韧带肌瘤。这两种肌瘤的位置很特殊,与输尿管的关系很密切,手术时容易被损伤,需要特别重视。图 3-2 为各种类型的子宫肌瘤。

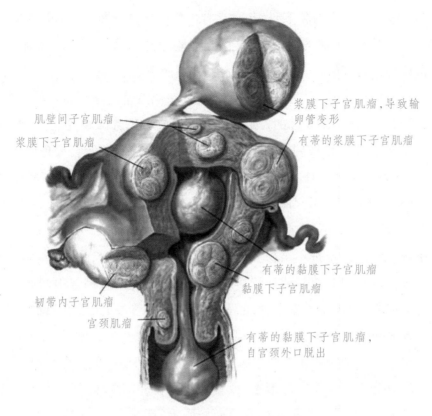

肌壁间子宫肌瘤

浆膜下子宫肌瘤

浆膜下子宫肌瘤,导致输
卵管变形

有蒂的浆膜下子宫肌瘤

有蒂的黏膜下子宫肌瘤

黏膜下子宫肌瘤

韧带内子宫肌瘤

宫颈肌瘤

有蒂的黏膜下子宫肌瘤,
自宫颈外口脱出

图 3-2 各种类型的子宫肌瘤

▶ 子宫肌瘤的常见症状都有哪些?

　　子宫肌瘤有无症状以及症状的轻重与它的生长部位和大小有关,尤其是生长部位。位于子宫外表面的浆膜下子宫肌瘤,腹腔有很大的发展空间,瘤子即使长得很大有时也没有症状;而位于子宫内表面的黏膜下子宫肌瘤,由于它能影响子宫内膜的功能,即使很小也可出现不规则阴道出血。

　　一般而言,子宫肌瘤可以出现以下常见症状,但具体到每位患者,不可能所有症状都有,而是表现为其中的一种或数种症状。

　　(1)阴道出血。阴道出血是子宫肌瘤最常见的症状,但浆膜下肌瘤多没有阴道出血的症状。肌壁间肌瘤较大时,影响子宫收缩,会使月经过多或经期延长。黏膜下肌瘤,常常有不规则阴道出血,月经淋漓不尽。当然,引起阴道出血的原因很多,需要提醒的是,如果出现这一症状,不要自认为是近期太劳累或者是进入更年期而不去理会。

(2)盆腔包块。盆腔包块很多时候是在偶然情况下(如洗澡或性生活)或妇科检查时被发现的。如果肌瘤过大或者患者偏瘦,包块较硬,在早晨排尿前很容易摸到。有时候不一定能摸到瘤子,但会发现腰围增大,有些中老年人会理所当然地认为是发福,肌瘤长到很大时才发现。

(3)压迫症状。子宫肌瘤可以压迫邻近的器官而产生症状。位置(生长部位)及大小的不同,产生的症状也不一样。肌瘤向前可压迫膀胱,引起尿频、尿急,甚至排不出尿(称为尿潴留);如肌瘤生长在子宫后壁,可向后压迫直肠引起腹泻或便秘;发生在子宫两侧的阔韧带中的肌瘤可压迫输尿管、髂内外静脉和神经,从而发生输尿管梗阻、肾盂积水、下肢水肿或疼痛。

(4)不孕。位于子宫壁的小肌瘤或者浆膜下肌瘤一般不会影响妊娠。但有的肌瘤会改变子宫腔形态,或者阻碍受精卵的着床,或者长在子宫角处,压迫输卵管进入子宫的开口而妨碍上行的精子进入输卵管,这些都会造成不孕。

(5)腹痛。子宫肌瘤一般很少引起腹痛。但如果肌瘤过大压迫盆腔的神经,或肌瘤因急性缺血而发生红色变性,或带蒂的浆膜下子宫肌瘤发生扭转时,都会引起剧烈的腹痛。

(6)白带增多。长在子宫腔的黏膜下肌瘤,当肌瘤脱出宫颈口或阴道口时,表面会溃疡坏死,白带会增多,如果并发感染,还会有脓性白带。肌壁间肌瘤如果体积较大,也会导致白带增多。

(7)循环系统症状。长期月经过多,会造成继发性贫血,严重者有可能导致贫血性心脏病。

▌▶ 子宫肌瘤变性是怎么回事?

子宫肌瘤虽然属于良性肿瘤,但它也会"变性"。变性的原因是肌瘤慢性或者急性缺血,是一种良性的退行性改变,只有极少数变性是恶性变。子宫肌瘤变性多在妊娠期、分娩后和绝经后。主要类型有以下几种。

(1)玻璃样变性或透明变性。主要是肌瘤的血液供给不足,组织发生水肿、液化,最后被玻璃样物质所替代。

(2)囊性变。多继发于玻璃样变性之后,液化后形成囊腔,软如泄气的皮球,容易被误诊为卵巢囊肿。

(3)脂肪性变和钙化。肌瘤细胞内脂肪细胞增多,进一步发展使肌瘤钙化,变硬如石。如果做腹部 X 线片,有时可见到钙化影。

(4)红色变性。多在妊娠期发生,产后也可发生,是肌瘤急性缺血所致。主要为血管栓塞、组织坏死、出血溶血及血红蛋白渗入而将组织染成红色。患者多伴有剧烈腹痛,后者可诱发流产和早产。

(5)肌瘤恶性变。子宫肌瘤发生恶性变的比例一般不超过 0.05%,主要为肉瘤变。子宫肌瘤恶性变后子宫变软,生长速度快,常伴有不规则阴道出血或月经过多。

除了红色变性外,其他类型的子宫肌瘤变性没有明显症状。盆腔检查和 B 超检查可以诊断出肌瘤是否有变性, 变性类型需要手术切除后通过病理检查才能知道。

▮▶ 怎样治疗子宫肌瘤?

需要根据患者的年龄、有无生育要求、肌瘤的大小和部位以及有无症状和并发症等,进行全面分析。

(1)随诊观察。如果肌瘤不大、无月经过多、尿频尿急、腹泻便秘、贫血等症状,或者患者本人已近绝经期,可定期复查,每 3~6 个月做一次盆腔检查和超声检查。如果发现肌瘤增大或有其他症状,就需要手术治疗了。

(2)刮宫术。如果子宫肌瘤导致了月经不规则,应进行诊断性刮宫。这样既能排除子宫内膜的病变,同时也有暂时治疗的效果。

(3)手术治疗。肌瘤较大或症状明显,经其他方法治疗无效者,应考虑手术治疗。手术分类如下。

1)肌瘤剔除术,即从子宫上将瘤子剜下来,保留子宫。这种手术适合于年轻的女性,需要保留生育功能,而且肌瘤数目不多,且为肌壁间或浆膜下肌瘤。

2)黏膜下肌瘤如果已脱出于宫颈口外,可从阴道将肌瘤拧除。

3)全子宫或部分子宫切除术,就是连同肌瘤一起切除子宫。具体选择哪一种手术方式,需要考虑很多情况。

4)子宫动脉栓塞。在血管造影技术的帮助下,通过股动脉插入特殊导管,并在血管造影的指引下,将导管选择性地放入双侧子宫动脉,并用特殊的药物或者器械堵住血管,以阻断子宫肌瘤的血供,从而使子宫肌瘤坏死或缩小。

5)高强度聚焦超声(HIFU)。HIFU 是将体外的低能量超声波,经超声聚焦作用于肌瘤,能量数千倍放大,产生瞬间高温(65~100℃)和空化效应,令肿瘤凝固性坏死。空化效应使细胞膜、核膜破裂,失去扩散能力,从而达到破坏病变的目的。

6)性激素治疗。对于体积较大或位置特殊的肌瘤(如宫颈肌瘤和阔韧带肌瘤)或患有贫血的患者,可用促性腺激素释放激素激动剂(GnRHa)治疗,降低雌激素水平,使肌瘤缩小并且闭经,达到改善患者贫血和降低手术难度的目的。

具体采用哪一种治疗方法,需要由医生判断后给出建议,最后由患者来决定。

▶ 切除子宫还是剔除肌瘤?

以前,子宫有了肌瘤,解决办法就是"斩草除根",连同子宫一起切除。后来,人们对肿瘤的认识发生了变化,认为为了几个良性肌瘤而切除年轻女性的子宫,是外科手术的失败。于是只剔除肌瘤、保留子宫以观后效的手术应时而生。剔除或切除,这是个问题!

目前认为,子宫肌瘤几乎不会影响女性的预期寿命,但在 100 多年之前却是妇女的噩梦——一旦证实子宫上长有"瘤子",它就必须被切掉！1840年，法国的Amussat医生创造了子宫肌瘤剔除术。顾名思义，子宫肌瘤剔除就是在子宫壁上切开一道口子，把其中的肌瘤挖出来，然后再缝合子宫壁的伤口，从而保留子宫的完整性。1922年，美国Mayo报告了909例子宫肌瘤剔除术；1945年，英国的妇科手术大师Bonney又报告了806例，并于次年出版了关于子宫肌瘤的专著。之后子宫肌瘤剔除术得以全面推广。Bonney认为，为了几个纯属良性的肿瘤而切除年轻女性的子宫，不啻为一次外科手术的彻底失败！

但是明确诊断子宫肌瘤以后，哪些患者适合行子宫肌瘤剔除，哪些又适合做子宫切除呢？其标准一直在不断变化中。

以前认为，对于40岁以上无生育要求的妇女和45岁以上的妇女，如果子宫肌瘤达到需要手术的标准，即子宫总的体积超过怀孕3个月时的子宫大小、单个肌瘤直径超过5cm、有月经过多或月经淋漓的症状甚至引起了贫血、压迫膀胱引起尿频尿急或者压迫直肠引起便秘，一般建议子宫切除而非肌瘤剔除。

但是目前人们更趋向于保留子宫，甚至认为，只要患者要求，无论年龄大小、有无生育意愿、肌瘤位置和数目多少，只要能排除肌瘤恶性病变的可能，明确宫颈无病变，从技术上手术可行，不至于因剔除过多肌瘤发生大出血甚至休克，都可以尝试子宫肌瘤剔除而不是切除子宫。

的确，子宫对于维持女性"身心"的完整性非常重要。甚至可以这么认为，即使已经完成了生小孩的任务甚至完全绝经以后，子宫对于女性而言，都是一件价值连城的"宝贝"！这其实不难理解。人们对成长过程中的特殊物品或旅游纪念品都恋恋不舍，给女性带来每月一次月经的女性特征、为家庭带来孩子的子宫，为什么不能被当成"宝贝"保护呢？所以，目前对于剔除子宫肌瘤、保留子宫的指征越来越宽。

子宫肌瘤剔除术虽可保留子宫，但术后30%以上的患者会出现肌瘤复发。子宫肌瘤常常是多发的，大小不一，可以长在肌壁间或是黏膜下，有深有浅，手术时不一定都能看得见。加上体内仍存在有利于肌瘤生长的因素,故一定时间后可能又出现肌瘤。资料显示,子宫肌瘤单发者术后复发率为12.9%,多发者术后复发率为47.6%。因此,在选择子宫肌瘤剔除术之前,女性朋友对此应有所了解。

但并不是所有子宫肌瘤剔除术都能百分之百成功。对于数目非常多的子宫肌瘤,剔除手术时出血量会明显多于子宫切除,有时出血甚至多到需要抢救而改行子宫切除。对于因为病情需要而不得已切除子宫的妇女,需要帮助她们消除"女性切除子宫后会很快变老、长出胡子变成男性或者影响性生活等"错误观念。

▮▮▶ 哪些子宫肌瘤能够通过腹腔镜剔除?

随着微创技术的发展,通过腹腔镜剔除子宫肌瘤越来越广泛。这种手术创伤小、腹部瘢痕小、术后恢复快,深受患者欢迎。但并非所有子宫肌瘤都适合用腹腔镜进行剔除,需要全面考虑。

腹腔镜手术是一种目前广泛流行的微创手术方法。它是通过在腹部做3~4个小切口,每个切口长0.5~1cm,借助特殊的摄像系统(相当于能够进入腹腔深处的眼睛)和一套特殊器械(相当于能够通过小孔进入腹腔的手指)来完成手术。腹腔镜手术的优点是术后恢复快,腹部几乎不留瘢痕,术后腹腔粘连轻微。

通过腹腔镜剔除子宫肌瘤是妇科最常见的手术之一。那么哪些子宫肌瘤适合腹腔镜剔除,而哪些相对来讲不适合呢?对于腹腔镜操作高手或者"腹腔镜狂人"来说,几乎没有什么肌瘤不能通过腹腔镜来剔除,但这种人毕竟不多。大多数患者面对的仍是一些普通的妇科医生,因此在和医生讨论通过腹腔镜剔除子宫肌瘤的时候需要考虑以下情况。

情况一:肌瘤是一个(单发肌瘤)还是多个(多发肌瘤)?

相对来说,单发肌瘤比较适合腹腔镜剔除;而多发肌瘤,特别是子宫肌瘤个数多,而且每个都不小的时候,用腹腔镜剔除比较困难。难度不在于剔除肿瘤有多困难,而在于剔除后要通过腹腔镜缝合子宫表面的伤口比较困难(后面会论述),会导致出血较多,甚至发生休克。

情况二：是肌壁间肌瘤、浆膜下肌瘤还是黏膜下肌瘤？

根据前面的比喻，将子宫比作一间独立的屋子，如果肌瘤的大部分或全部位于屋子的里墙，称为黏膜下肌瘤；如果肌瘤的大部分位于屋子的外墙，则称为浆膜下肌瘤；如果肌瘤位于墙中间，就称为肌壁间肌瘤。通过腹腔镜，能够看到子宫的外表面。因此，浆膜下肌瘤用腹腔镜剔除最为容易，其次是一定大小的肌壁间肌瘤（太小了藏在墙中间看不到）。小的黏膜下肌瘤通过腹腔镜剔除最为困难，但是可以用另外一种微创技术，即宫腔镜进行剔除。

情况三：肌瘤是位于子宫的顶部（学名为宫底）、前壁、下段还是后壁？

对于位于宫底和前壁（相当于屋顶和前面）的肌瘤，腹腔镜手术要容易一些。而对于下段和后壁的肌瘤（相当于地基和后墙），腹腔镜剔除肿瘤没有困难，但是缝合比较困难。

情况四：术后患者是否需要生育？

如果需要生育，对较大的或者多发的子宫肌瘤行腹腔镜剔除要十分谨慎。腹腔镜手术对缝合技术要求很高，总体而言它缝合的牢固性不如开腹手术。而子宫肌瘤剔除术后如果妊娠，随着子宫不断增大，缝合处出现子宫破裂的可能性较大。

当然，随着腹腔镜缝合技术的推广和提高，以及新的缝合材料的出现，与以前相比，腹腔镜缝合技术难度在下降，缝合可靠性大为增加。新的缝线是一种带有倒刺的线，只能从一个方向抽紧，抽紧后即使放开，缝线也不会松掉，而且不用在腹腔镜下打结。所以，目前对于腹腔镜子宫肌瘤剔除的指征已经比原先放宽了很多。尤其是对于没有生育要求的妇女，除非是肌瘤很多，只要医生的腹腔镜技术够熟练，都可以尝试腹腔镜剔除。甚至对于以前认为不能通过腹腔镜剔除的特殊位置的肌瘤（如阔韧带肌瘤和宫颈肌瘤），通过采取某些针对性的措施后，也可利用腹腔镜视野清晰的优势，通过腹腔镜剔除。

但对于子宫肌瘤剔除术后怀孕的妇女，一般都需要剖宫产。手术时需要在腹部做一个 10cm 以上的切口,腹腔镜手术后腹部不留瘢痕的成果将被破坏殆尽。因此,对术后需要生育的、子宫肌瘤为多个的妇女,肌瘤并非为浆膜下而是位置很深的肌瘤, 如果当地的腹腔镜技术不是很好,或者没有新型的缝合材料,开腹剔除也许更为安全,追求腹部暂时没有瘢痕并不值得。

情况五:开腹和腹腔镜手术,哪种方式剔除肌瘤更干净?

这不能一概而论,但总体来说,腹腔镜的一个弱点就是手术中医生缺乏直接的触觉(因为医生握着的是半米长的手术器械的一端,相当于盲杖)。在开腹手术中,医生可以通过手的触摸来发现藏于子宫肌壁间的小肌瘤,而在腹腔镜手术中要发现这种小的肌瘤很困难。这也是多发子宫肌瘤用腹腔镜剔除相对困难的原因之一。

由此可以看出,剔除子宫肌瘤到底是用微创腹腔镜手术还是开腹手术,需要考虑很多因素。只有选择合适的方式,才能达到最好的效果。

▌▶ 切除子宫有哪几种方法?

子宫切除术是妇科最常用及最基本的手术之一。当子宫本身有病变,或是卵巢、输卵管出现问题而不能保留子宫时,就需要做子宫切除手术。常见的情况有:子宫肌瘤(占一半以上)、子宫内膜异位症、生殖器恶性肿瘤或癌前病变以及保守治疗无效的功能性子宫出血。其他如子宫破裂、子宫脱垂等,也要考虑子宫切除术。

根据手术切除的范围,子宫切除分为:①子宫部分切除,又叫子宫次全切,就是切除子宫体、保留宫颈的手术;②全子宫切除,即将宫体与宫颈一起切除;③根治性子宫切除,不仅要切除子宫,还要切除子宫周围的组织和部分阴道。这 3 种手术,可以根据需要同时切除卵巢和输卵管(统称双附件)。

根据手术途径,子宫切除有如下方式。

(1)开腹子宫切除。子宫位于盆腔,传统的子宫切除途径是开腹,根据情况选择下腹部的直切口或是耻骨上的横切口。由于女性下腹部本身有横行皱褶,又有阴毛遮挡,一般而言横切口恢复后较为美观,甚至不影响穿三点式泳装。但对于医生来说,直切口对于手术视野的暴露要好一些。具体要做什么切口,需要医生检查后,根据患者的条件才能确定。

(2)经阴道子宫切除。通过阴道途径进行手术,腹部没有切口,损伤更小,恢复更快,从经济上考虑也具有优势,属于微创手术。近年来,已有医生对非脱垂的、患有子宫肌瘤的子宫,通过采取一些技术措施后,通过阴道途径完成手术。

(3)腹腔镜子宫切除。自20世纪90年代以来,用腹腔镜切除子宫的比例越来越高。腹腔镜是一种特殊的手术系统,它通过在腹部切开3~4个0.5~1.0cm的小口,在切口中放入带有摄像系统的腹腔镜镜头和专用的手术器械来切除子宫。2005年以后,国外开展了机器人辅助的腹腔镜手术,医生可以远离手术台,通过操控模拟设备完成手术。这一奇妙的手术系统被称为达芬奇系统,其在美国应用已越来越广,国内刚刚开展,由于目前价格昂贵,大量使用受到限制。

用腹腔镜或者机器人辅助的腹腔镜系统能切除多大的子宫,目前已经没有明确体积限制,需要根据病情和医生的经验决定。但是无论如何,体积越大(尤其是子宫下端)的子宫,切除就越困难,出现损伤和并发症的机会就越大。

如何理顺子宫肌瘤与怀孕分娩的关系?

随着医学的发展,得了子宫肌瘤就切除子宫,从而彻底丧失生育功能的悲剧越来越少。但由于子宫肌瘤是一种雌激素依赖性肿瘤,与生育年龄妇女相伴而行,因此它与怀孕生子之间的关系非常复杂,纠缠不清。

妊娠早期,肌瘤的存在不利于受精卵的着床和生长发育,流产的发生率是正常无肌瘤妇女的2~3倍。大的肌壁间肌瘤或黏膜下肌瘤,可妨碍胎儿在宫腔内活动而造成胎位不正。肌瘤还可影响子宫的正常收缩,使产程延长,嵌顿在盆腔内的大型肌瘤甚至可能阻塞产道,造成难产。另外,肌瘤还可影响产后子宫收缩,引起产后出血。

另外,妊娠后子宫平滑肌细胞会增大,肌瘤也因此增大,在妊娠的头4个月最为显著。迅速增大的肌瘤容易发生供血不足,出现退行性变,其中以红色变性最为多见。患者可能会出现发热、腹痛、呕吐、局部压痛,严重者甚至会流产及早产。

由此可见,子宫肌瘤与怀孕生子的关系真是剪不断、理还乱。但是,我们可以试着从以下几个方面进行梳理。

本来准备怀孕,检查却发现了子宫肌瘤,该怎么办?

通常而言,如果不考虑怀孕生子,只有那些位置特殊(后述)、出现月经量多、月经淋漓不尽、贫血等症状,或者直径超过5cm的肌瘤才需要手术。而对于准备怀孕的妇女,治疗指征就要适当放宽一些。

对于位于宫腔内的黏膜下肌瘤,由于有可能妨碍未来的胚胎着床,从而导致流产,因此无论有无症状(通常有月经过多或者月经淋漓不尽的症状),都建议在怀孕前先行处理。目前认为,黏膜下肌瘤最好通过宫腔镜进行手术。宫腔镜也属于微创手术,它是经过阴道和宫颈管放入一种特殊的摄录镜头,并通过专用器械进行手术。

怀孕前发现多大的子宫肌瘤必须手术呢?

目前没有明确标准。一些医疗单位(如北京协和医院)认为,如果发现直径不超过4cm的肌壁间肌瘤或浆膜下肌瘤,患者可以考虑怀孕。但需要告知患者,怀孕期间肌瘤可能迅速长大,因缺血而导致红色变性,或者子宫位置变化时,浆膜下肌瘤会发生扭转,从而引发流产或早产。

如果肌瘤位于子宫的下端(即宫颈或者其他部位),虽然直径不超过4cm,但患者有不孕史或多次自然流产且找不到其他明确原因时,也可以先行剔除,然后怀孕。

假设在怀孕前进行子宫肌瘤剔除术,术后要避孕多久才能怀孕呢?

这是一个术前不能确切回答的问题,需要根据术中情况判断。一般而言,如果肌瘤位于肌壁间或浆膜下,数目不多,剔除过程中没有明显损害子宫壁的完整性,没有进入宫腔,术后避孕 6 个月就可以怀孕;如果肌瘤数目多,在子宫上开了很多切口,剔除过程特别困难,或者进入了宫腔,则建议避孕 1 年甚至 2 年。当然,对于有细长蒂部与子宫相连的浆膜下肌瘤,如果手术顺利,几乎没有损害子宫壁的完整性,术后避孕 3 个月就可以怀孕了。

如果不需要在怀孕前手术或者是怀孕后才发现而且也不必急于手术的患者,分娩时肌瘤如何处理?

如果怀孕前没有接受过妇科检查,怀孕后在检查胎儿是否正常时才发现患有子宫肌瘤,该怎么办?或者,怀孕前发现了小的子宫肌瘤,医生认为暂时不需要手术,可以带着肌瘤怀孕的妇女,妊娠期要注意哪些问题?

原则上,除非发生某些迫不得已的情况(见下一问),妊娠期一般对子宫肌瘤暂时不做剔除,留待分娩时或分娩后处理,主要顾虑是:①妊娠期肌瘤剔除手术可能引起失血量过多;②手术可能导致流产及早产的发生;③肌瘤剔除术中子宫肌壁的伤口可能在妊娠晚期或分娩时发生破裂。

对于这些"苟延残喘"并与胎儿一起成长的子宫肌瘤,在分娩时需要考虑哪些问题呢?或者更直白地说,是选择自然分娩还是剖宫产?

这主要根据肌瘤的部位和大小决定。

(1)自然分娩。如果子宫肌瘤位于子宫顶部(宫底)或子宫的前后壁,而且直径<8cm,检查判断肌瘤不影响胎儿进入盆腔和经阴道娩出,可以尝试自然分娩,产后再根据情况对肌瘤进行治疗。需要注意的是,分娩中由于子宫的收缩、牵拉和挤压,可能伤及肌瘤,导致肌瘤变性或感染,因此产后需要注意子宫恢复(复旧)情况,并适当使用促使子宫收缩的药物和抗生素。

(2)剖宫产同时剔除肌瘤。如果肌瘤位于子宫下端,影响胎儿进入盆腔和经过产道分娩,或者子宫肌瘤直径>8cm,以及肌瘤可能导致子宫收缩乏力时,应该选择剖宫产,取出胎儿后再剔除肌瘤,以避免由于肌瘤的存在而使产后子宫复旧不佳,恶露时间延长,甚至感染。极个别的情况下,子宫肌瘤剔除术中或者术后如果出血过多,还需要行子宫切除。

有人认为,剖宫产术中剔除肌瘤有遗留肌瘤的风险。因为刚刚娩出胎儿,子宫较大,没有恢复到正常大小,有些小的肌瘤显得更小,可能被忽略而留下,日后出现复发。但实际上,非妊娠期子宫肌瘤剔除时也存在同样的问题,医生通过用手仔细触诊搜索,可在很大限度上避免这种情况的发生。

总体而言,除非发生某些特殊情况,妊娠期间一般对子宫肌瘤持容忍态度,让肌瘤与胎儿一起从子宫分享营养,共同"成长",一般相安无事。但有的时候,如果肌瘤危及胎儿安全,医生就需要"拔刀相助"了。那么,何时是动刀的最好时机?需要注意哪些问题?怎样保证胎儿安全?

对于妊娠期的子宫肌瘤,一般不行子宫肌瘤剔除术,但如果发生某些迫不得已的情况,也需要在妊娠期对子宫肌瘤进行手术。这些情况如下。

(1)大型子宫肌瘤,是指直径>8cm甚至>10cm的肌瘤,因为肌瘤越大,越容易在和胎儿竞争子宫的血液资源中落败,从而发生缺血,导致肌瘤红色退行性变化,诱发子宫收缩导致流产。

(2)患者症状多,经常腹痛,有频繁子宫收缩或阴道出血症状,提示肌瘤已经扰动子宫,使子宫处于"激惹"状态,随时都有可能发动宫缩。

(3)肌瘤退行性变较重,刺激腹膜,产生了急性腹痛、低热、白细胞升高等局限性腹膜炎症状。

(4)肌瘤与胎盘位置接近,这种情况可能引起产后子宫收缩不良,导致产后出血或胎盘滞留。

那么,如果需要在怀孕期间对子宫肌瘤进行手术,需要注意哪些问题呢?

手术时机通常选择在妊娠中期,一般在怀孕14~16周。这个时期子宫增大不明显,便于操作,同时胎儿也比较稳定。

在妊娠期行子宫肌瘤剔除术的难度相比非妊娠期要大很多。因为宫腔里面是胎儿,在子宫壁上面动刀,对子宫的扰动很大,容易引起子宫收缩和流产。所以手术不能大刀阔斧,动作需要特别温柔。

至于是通过腹腔镜还是开腹手术,需要手术医生根据肌瘤情况、自己的技术水平和医疗条件进行判断。通常而言,除非是有细长蒂部的浆膜下肌瘤,目前认为开腹手术更为稳妥。术后需要加强保胎治疗,主要包括镇静、止痛和抑制宫缩。

无论如何,在妊娠期对子宫肌瘤进行手术的风险都是很大的。如果可能,还是尽量避免这种迫不得已的情况。这就需要在准备妊娠前进行全面的体格检查,发现先前不知道的肌瘤,并根据情况做出判断,是先带着肌瘤怀孕,还是先手术剔除之后再怀孕。不要等到怀孕之后才发现肌瘤,惊喜的同时又增加忧虑,让整个孕期增加变数和风险。

▐▶ 女性切除子宫后会变成男性吗?

男女之间的主要区别是生殖器官结构的不同,这是第一性征。除了生殖器官不同之外,男女还具有各自的特征,也就是男女身体外形的区别,如男子身材高大、肌肉发达、汗毛浓密、长胡须、喉结凸出等;而女性则表现为乳房隆起、骨盆宽大、皮肤细腻、皮下脂肪丰富和嗓音尖细等,这些是第二性征。

男女这些差别主要是由性腺也就是女性卵巢与男性睾丸的不同作用造成的。除了卵巢和睾丸以外,体内的其他分泌腺也起·定作用。

对于患有良性病变的年轻女性,在切除子宫时医生会考虑保留卵巢。无论是保留一侧或双侧卵巢,子宫切除术对卵巢功能的影响都很有限,术后女性除不再来月经之外,内分泌活动没有显著改变,卵巢会像手术前一样行使职能,因此,不会变性。有的人子宫切除后会发胖,与术后吃得太多而运动不足有关。

如果病情严重,在切除子宫的同时必须切除卵巢,那么由于雌激素的缺乏,患者会出现如潮热、出汗、烦躁、心悸等症状,进而出现乳房萎缩及阴道干涩等更年期症状,可在妇科内分泌医生的指导下适当补充激素,即通过补充最低有效剂量的外源性雌激素来有效改善症状,并预防骨质疏松症等疾病的发生。

与古代太监在幼年被切除睾丸后逐渐变成"娘娘腔"不一样,女性即使因为某种原因在年龄很小时就被切除了卵巢,除非注射雄激素,否则身体不会出现男性化体征,更不用说成年女性了。

▉▶ 女性切除子宫会影响性生活吗?

通常而言,女性的性高潮是通过阴道和阴蒂获得的。切除子宫后的阴道仍保留原来的结构和功能,有的子宫切除手术还保留了宫颈或者部分宫颈,阴道的结构和功能就更不受影响了。

有些接受全子宫切除的女性,抱怨阴道短了影响性快感。实际上经过测量统计,除非恶性肿瘤需切除较长的阴道外,子宫全切术后的阴道长度与手术前基本相同,所以不会对性交造成障碍。以前人们认为宫颈在性交过程中对润滑阴道起一定作用,但现在经过深入研究这种观点也被否定了。如果保留卵巢,仍会有雌激素合成和分泌;如果卵巢也一起切除,由于雌激素的缺乏,会出现乳房萎缩、阴道干涩及性欲下降等更年期症状,可能会对性生活造成影响,此时通过补充外源性雌激素可以有效改善症状。

至于子宫切除术带来的心理上的影响,不同的女性可以有完全不同的表现。多数人由于从大出血或是肿瘤的威胁中解脱出来,重新找回健康,并且不必再担心怀孕,性生活质量会比以前更好。但有些女性手术后会出现一些失落感,主要是对手术缺乏正确的认识。这些人错误地认为失去子宫不仅不能再生育,还会影响身体健康,将性功能等同于生殖能力,认为月经停止就是性功能的停止。她们对手术本身怀有恐惧心理和消极态度,手术后长期闷闷不乐,性生活自然会受到影响,这往往是心理方面而不是生理方面的问题。

需要指出的是,丈夫对妻子切除子宫的态度十分重要。有的丈夫听信传言,不顾妻子患病的痛苦,不同意妻子做全子宫切除术;或是在手术以后态度沉闷,对妻子不关心体贴,这些都会影响夫妻之间的感情。如果能在手术前一同找医生谈一谈,了解手术的必要性和手术的方法,可以帮助夫妻双方打消顾虑。

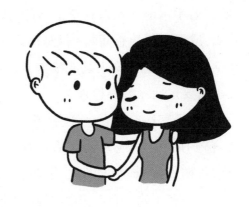

▶ 切除子宫后还有必要定期进行妇科检查吗?

常有患者提问,我的子宫已经切除了,还需要定期进行妇科病的普查吗?回答是肯定的。虽然子宫被切除了,但其他的生殖器官还存在,自然可能发生妇科疾病。切除子宫的原因有多种,具体手术方式不同,术后情况也会有差异,不论是良性、恶性肿瘤,修补或矫治手术后,都需要定期做妇科检查,目的是判定手术效果,调整治疗方案,发现和处理新的问题。

(1)因恶性肿瘤切除子宫。如果是因恶性肿瘤进行了子宫切除手术,术后定期随诊复查是为了及时发现和处理肿瘤复发。根据情况补充化学治疗或放射治疗,甚至再次手术。

(2)因良性疾病切除子宫。因良性疾病切除子宫的女性,其卵巢多半会被保留。可以推测,保留下来的卵巢与普通女性的卵巢一样,也会发生病变;甚至即使切除了双侧输卵管及卵巢组织,腹膜还可能发生恶性肿瘤(原发性腹膜癌)。所以,仍然需要定期进行妇科检查、盆腔超声检查或肿瘤标志物检测。

(3)因宫颈癌前病变切除子宫。对于因为宫颈癌前病变切除子宫的女性,仍应定期进行针对宫颈病变的检查,包括液基薄层细胞学检查或人乳头瘤病毒检测。如果是因子宫肌瘤等子宫本身的问题进行全子宫切除,若手术前宫颈检查正常,有人认为术后可以不必再进行宫颈防癌检查,或者延长检查间隔。但是也有人认为,无论是否手术,只要还有性生活,就有可能感染人乳头瘤病毒并致病,甚至发生残端癌和阴道癌,故也需要定期做妇科检查。

(4)子宫次全切除。对于子宫次全切除(也就是切除子宫体但保留宫颈)的女性,应该和普通女性一样,每年或至多 2~3 年对宫颈进行常规防癌筛查,尽早发现宫颈癌和处理癌前病变。

对于在子宫切除时切除双侧卵巢的较为年轻的女性,需要注意更年期提前,推荐给予雌激素补充治疗。不单纯是为了针对更年期症状,更重要的是防止骨量丢失和骨质疏松症的发生。当然,应在妇科内分泌医生的监测下进行。

因此,无论由于何种原因、以何种手术方式或是在任何年龄切除子宫,手术后都需要定期进行妇科检查,"一切"之后,尚不能全部"了之"。

子宫肉瘤的诊断和治疗

▷ 什么是子宫肉瘤?

子宫肉瘤是一种少见的女性生殖器官恶性肿瘤,占子宫恶性肿瘤的 2%~6%,恶性程度高。子宫肉瘤可发生于任何年龄,但多见于绝经前后 50 岁左右的女性。

子宫肉瘤的病因不明。大约 1/10 的子宫肉瘤患者做过盆腔放射治疗。也有学者认为子宫肉瘤与多产、早年分娩存在一定的关系。

子宫肉瘤的主要症状如下。

(1)子宫肉瘤如果长在肌层内可能没有症状或仅有腹部疼痛,如原有肌瘤迅速增长,或是绝经后仍不断长大,要想到肉瘤变的可能。

(2)阴道不规则出血。如子宫肉瘤原发于子宫内膜,或由肌壁浸润到子宫内膜,往往出现阴道不规则出血,月经过多,特别是绝经后出血。肿瘤有坏死或形成溃疡时,可排脓毒样或米汤样腥臭液。

(3)腹部肿块。有时患者自己能摸到,特别是长有子宫肌瘤的患者,其子宫会迅速增大。

(4)由于肿瘤迅速生长,患者可感到腹部胀痛或隐痛。

(5)肿瘤压迫可引起排尿障碍,并可有腰骶部疼痛。

(6)子宫明显增大,质软,有时盆腔有包块。

本病有时易和子宫肌瘤相混淆,也有的误诊为子宫内膜癌。辅助检查如 B 超、CT、动脉和淋巴造影等,可以帮助进行诊断。

▮▶ 如何治疗子宫肉瘤?

子宫肉瘤的治疗方法有手术治疗、化学治疗以及孕激素治疗。

(1)手术治疗。子宫肉瘤的治疗主要是手术治疗。手术切除肿瘤,不仅要切除全子宫,还要切除双侧附件。如果肿瘤已侵犯到宫颈,应尽可能做广泛性子宫切除。

(2)放射治疗。一般不主张单纯放射治疗。对复发或转移的晚期肉瘤患者,如果已经不能手术,可用 ^{60}Co 或深度 X 线作为姑息治疗,以延长生命。手术前后辅以放射治疗可提高疗效,放射治疗还可减少局部复发,推迟复发的时间。不同组织类型的子宫肉瘤对放射治疗的敏感性有差异,子宫内膜间质肉瘤对放射治疗较为敏感,子宫恶性中胚叶混合瘤次之,而平滑肌肉瘤对放射治疗不够敏感。

(3)化学治疗。术后化学治疗可以延缓复发。阿霉素是首选的药物之一,常用的联合化学治疗方案有长春新碱、阿霉素、达卡巴嗪及 VAC 方案(长春新碱、放线菌素 D、环磷酰胺)、PVB 方案(顺铂、长春新碱、博来霉素)等。最近也有学者强调使用 PE 方案(顺铂、表柔比星)效果更好。

(4)孕激素治疗。目前研究认为,孕激素对子宫内膜间质肉瘤和子宫恶性中胚叶混合瘤有一定疗效,可选择甲羟孕酮或甲地孕酮治疗。

子宫肉瘤的预后较差,只有早期诊断才能提高治疗效果,重要的是对子宫肌瘤的重视。对于近期迅速长大的肌瘤、绝经后继续长大的肌瘤,需要警惕是否有恶变。

子宫内膜癌的预防与诊治 ✎

▶ 什么是子宫内膜不典型增生？如何诊断？

子宫内膜增生是发生在子宫内膜的一组增生性病变,少数可以缓慢发展为癌。子宫内膜增生可以分为单纯增生、复合增生和不典型增生。

临床上将子宫内膜不典型增生称为子宫内膜上皮内瘤变(EIN),被列为癌前病变,这种病与雌激素的长期刺激有关。子宫内膜不典型增生患者一般都是比较年轻的女性,80%的患者小于 40 岁, 且比子宫内膜癌患者平均年龄小 10 岁左右。子宫内膜不典型增生常导致月经异常和不孕。

(1)月经异常是本病的突出症状之一,常表现为阴道不规则出血、月经稀少或闭经一段时间后出现长期大量阴道出血。闭经是本病的常见症状之一,如果能在闭经阶段做子宫内膜活检,就能发现病变并得到早期治疗。

(2)长期不排卵会使患者生育能力降低。据统计,80%以上的子宫内膜不典型增生伴有不孕。年轻而盼望生育的患者,经药物治疗后,大约有 30%可能受孕并达到足月妊娠。

子宫内膜不典型增生是通过下列方法诊断的。

(1)将宫腔内的吸取物做细胞涂片。本法操作简单,患者的痛苦和危险较小,易于接受。

(2)子宫内膜组织刮取活检。此方法能准确诊断出单纯性增生、复合性增生、不典型增生和腺癌。

(3)扩宫刮宫术。子宫内膜不典型增生有时表现为散在的或单个病灶,所以必须对整个宫腔表面的内膜进行诊断。扩宫刮宫术所刮取的组织更为全面,但刮匙未刮到处仍有可能遗漏某些部位,特别是双侧宫角及宫底处。

(4)负压吸宫术。由于有负压吸引作用使内膜脱落,诊断将更全面可靠。在上述各种诊断方法中以负压吸宫的准确率最高。应根据患者具体情况做具体选择。

(5)宫腔镜检查。不但可以通过子宫内膜的外观了解内膜情况,而且还可以进行刮宫术或负压吸引,使检查诊断更为细致全面。

除了对子宫内膜不典型增生进行病理诊断外,更重要的是要找出引起子宫内膜不典型增生的内部和外部原因。可以进行基础体温测定,了解患者有无排卵, 即使体温为双相型也可根据体温上升的幅度以及上升后维持时间的长短了解黄体功能是否健全。可以进行血清激素水平测定,包括雌二醇、黄体酮、睾酮、促卵泡激素、黄体生成素及泌乳素水平。此外还有 X 线摄脑垂体蝶鞍像及眼底视野的检查,以便排除脑垂体瘤;B 超检查或腹腔镜检查,了解有无多囊卵巢。

▍▶ 怎样治疗子宫内膜不典型增生?

首先要明确诊断,查清子宫内膜不典型增生的原因,是否有多囊卵巢、卵巢功能性肿瘤、垂体瘤或其他内分泌功能紊乱等问题存在。有上述情况的应对原发疾病进行针对性治疗,并同时对子宫内膜不典型增生进行对症治疗,可采用药物治疗或手术治疗。

治疗方案的选择应根据患者年龄、对生育的要求以及身体健康情况等确定。年龄小于 40 岁者,其癌变倾向低,可首先考虑药物治疗。年龄大于 50 岁的患者,如果刮宫或内膜活检有不典型增生存在,其子宫内已有癌存在的可能性约为 20%, 应直接切除子宫。但如果合并高血压、糖尿病、肥胖或年龄过大对手术耐受力差,也可考虑在密切随诊监测下先试用药物治疗。

药物的种类有:①促排卵药物,如绒毛膜促性腺激素、舒经酚等;②孕激素类药物,如黄体酮、氯地黄体酮、安宫黄体酮、甲地黄体酮、己酸黄体酮等;③抗雌激素药物,如三苯氧胺、丹那唑等。具体用药方法须听从临床医生的指导。

药物治疗过程中应重视对不典型增生的监测,即定期进行刮宫,以指导用药、协助鉴别诊断高分化腺癌,及早发现顽固性病例。

▶ 什么是子宫内膜癌?

子宫内膜癌,通常又称为子宫体癌,是指原发于子宫内膜的一组上皮性恶性肿瘤,其中以子宫内膜腺癌最常见,并有逐年上升的趋势。

子宫内膜癌发病率上升主要有以下几个因素。

(1)由于生活的改善与经济的发展,人均寿命明显延长,更多的女性到了子宫内膜癌发病的危险年龄。

(2)更多的医疗保健、医疗检查,使该病得到发现和确认。

(3)内外环境因素,外源性雌激素的普遍应用,尤其是不当应用,与子宫内膜癌的发生率升高有关。在美国,1960—1975年,50~54岁患子宫内膜癌的女性增加了91%,被认为与应用各种雌激素有关。当然这并不意味着所有应用雌激素的人都会罹患子宫内膜癌,而是取决于应用方法和剂量是否合理。

(4)在某种意义上,子宫内膜癌的诊断范围被扩大,包括重度不典型增生以及原位癌、分化好的腺癌,它们在病理上很相似。

子宫内膜癌的常见症状如下。

(1)阴道不规则出血。各种类型的子宫出血是子宫内膜癌最突出的症状。由于50%~70%的患者都是在绝经后发病,所以对围绝经期或绝经后出血,即使是很少量出血或偶尔发生的出血,也需要重视。幸运的是,80%或更多的绝经后阴道出血并不是癌。未绝经的女性表现为不规则出血或经量增多、经期延长。

(2)阴道异常排液。如果子宫内膜癌表面有渗出或继发感染,阴道就会有血性液体或浆液性分泌物,可有恶臭,常伴不规则阴道出血。

(3)疼痛。少数患者有下腹疼痛的感觉,这主要是由于病变较大突入宫腔引起宫腔痉挛引发的。病变在子宫下段或累及颈管时,宫腔的积血或积脓会导致疼痛、压痛以至感染。如果发生转移,就会因为肿瘤压迫神经丛引起持续下腹、腰骶部或腿部疼痛。

(4)子宫增大。子宫内膜癌的患者约半数以上有轻度子宫增大的症状,宫体一般软而均匀,如果检查发现子宫有异常增大或表面有异常突起,则往往是并发肌瘤或肌腺瘤,但也需要考虑癌组织穿出浆膜,在子宫表面形成肿瘤的可能。

子宫内膜癌虽然可以在任何年龄发病,但它基本上是一种老年女性多见的肿瘤,平均发病年龄为 55 岁左右。常用的治疗方法有手术治疗、放射治疗、手术联合放射治疗、化学治疗以及孕激素治疗。

由于子宫内膜癌生长慢、转移晚、早期即有症状,所以它的治疗效果在妇科恶性肿瘤中是比较好的,5 年生存率一般都在 80%左右。

▮▶ 子宫内膜癌与哪些因素有关?

由于发展缓慢而且早期即可出现症状,绝大多数子宫内膜癌患者诊断时一般都是早期,结局相对较好。子宫内膜癌的一些危险因素如下。

(1)超重。肥胖会明显增加子宫内膜癌的患病风险,身体中过多的脂肪会增加雌激素的储存,长期雌激素的不良刺激,是子宫内膜癌的危险因素。

(2)未孕。未孕女性比生过 1 个小孩的女性患子宫内膜癌的危险至少增加一倍,特别是因不排卵所致的不孕。这是因为患者持续受雌激素的作用,缺乏孕激素的对抗与调节,可引起子宫内膜的增生和癌变。

(3)晚绝经。52 岁以后绝经的女性发生子宫内膜癌的危险增加 2 倍,绝经期出现阴道出血的女性发生内膜癌的危险增加 4 倍。初潮年龄和子宫内膜癌的关系目前还不清楚。

(4)糖尿病。患有糖尿病,或糖耐量异常的人,患子宫内膜癌的危险性比正常人高 2 倍。

(5)高血压。高血压患者患子宫内膜癌的危险性比血压正常者增加

1倍。像肥胖、糖尿病容易合并子宫内膜癌一样,高血压也是垂体功能失调的一种表现,常与上述三者合并存在,即所谓子宫内膜癌患者常有的肥胖–高血压–糖尿病三联征。

(6)多囊卵巢综合征。多囊卵巢综合征患者因不排卵而使子宫内膜处于高水平的、持续的雌激素作用之下,缺乏孕激素的对抗调节和周期性的内膜剥脱,常常会出现增生性改变。

(7)卵巢肿瘤。卵巢的颗粒细胞瘤和卵泡膜细胞瘤能够产生较多的雌激素,这些雌激素可长期刺激子宫内膜,使其增生甚至发生癌变。

(8)外源性雌激素的应用。如同不孕、肥胖、卵巢功能失调性出血、分泌雌激素的卵巢肿瘤、子宫内膜增生过长等,长期、持续的雌激素刺激,同时缺乏孕激素的拮抗,是子宫内膜癌发生的重要原因。20世纪七八十年代,很多研究证明,长期应用外源性雌激素可以使子宫内膜癌发生的危险增加4~15倍,发生与否与用药剂量、时间长短、是否合并应用孕激素以及患者本身的特点有关。

(9)其他。长期单纯的子宫内膜增生患者患子宫内膜癌的机会很小,复合子宫内膜增生过长如果不治疗,30%左右可能发展成子宫内膜癌。

可以说,子宫内膜癌的发生与雌激素(无论是内源性还是外源性雌激素)的持续作用有直接关系,长期不排卵是引起子宫内膜癌的主要危险因素。上述各种因素常常是合并存在的,这就更增加了危险性。不孕、超重15%、绝经晚于52岁,如果这3种最常见的危险因素同时具备,更应该重点监视。

▐▶ 子宫内膜癌是怎样诊断出来的?

如果出现了阴道不规则出血或者绝经后出血等情况,就要考虑有子宫内膜病变的可能,需要做进一步检查。子宫内膜癌有下列诊断方法。

(1)子宫内膜检查。子宫内膜活检和刮宫两种方法都能够获取子宫内膜。内膜活检简便而创伤较少,阳性率高,但由于内膜活检只能反映部分内膜情况,所以即使检查结果是阴性也不能完全排除子宫内膜癌,需要全面刮宫。

为了避免漏诊,出现下列情况时应进行诊断性刮宫:①凡绝经后出血,都应视为一种"警告",当排除萎缩性阴道炎及宫颈病变后,如果雌激素测定(血清雌激素或阴道涂片激素影响)是高水平的,必须进行分段刮宫,要分别获得颈管和宫腔的组织;②患者有不排卵历史,或有子宫内膜癌高危因素;③阴道检查反复有不正常细胞,而宫颈活检都是阴性;④怀疑卵巢颗粒细胞瘤或泡膜细胞瘤者。

(2)细胞学检查。包括宫腔吸引涂片、宫腔灌洗法、子宫内膜刷等,多用于普查,但阳性率较低,需要内膜病理进行最后诊断。

(3)宫腔镜检查。即使是全面的诊断性刮宫,也仍然是盲刮,宫腔镜下可以直视检查宫腔和活检,从而避免常规诊刮时的遗漏。但有人认为,宫腔镜检查可能引起子宫内膜癌的扩散,所以一旦被宫腔镜活检诊断为子宫内膜癌后,应尽早手术或进行其他后续治疗。

(4)阴道和腹部 B 超检查。阴道和腹部 B 超能显示子宫内膜的厚度及影像,提示子宫内膜有无异常回声,有助于诊断。

(5)计算机断层扫描(CT)、磁共振成像(MRI)、正电子发射计算机断层扫描(PET-CT)。这些检查手段主要用于观察宫腔、宫颈病变,特别是肌层浸润深度以及淋巴结转移等,以减少不必要的盆腔和腹主动脉旁淋巴结的切除。

(6)血清肿瘤标志物。可取血检查 CA125 和 HE4 等指标,有助于诊断。

▮▶ 为什么说女性绝经后出血是一个危险信号?

我国肿瘤防治办公室提出常见肿瘤的十大警告信号,其中一条是"月经期不正常的大出血,月经期外或绝经后的不规则出血,接触性出血"。为什么说绝经后出血是危险信号呢?

绝经是指卵巢功能衰退,月经停止。如果在完全绝经后 1 年又有阴道出血,就称为绝经后出血,俗称"倒开花"。之所以是危险信号,是因为它常常与女性生殖器官的病变甚至恶性肿瘤有关。不论出血量多少、持续时间多长、发生几次,都需要重视。

绝经后出血的常见原因有以下几种。

(1)肿瘤。常见的有子宫内膜癌、子宫肉瘤、宫颈癌及阴道肿瘤。某些卵巢功能肿瘤也会引起阴道出血。肿瘤放射治疗后的损伤和炎症也会导致少量出血。

(2)阴道炎。老年性阴道炎、萎缩性子宫内膜炎或其他原因引起的阴道炎,均可有少量阴道出血。

(3)创伤。绝经后阴道上皮变薄、萎缩,稍有摩擦或刺激就可引起出血。

(4)药物。还有一部分绝经后出血是由于外源性药物造成的,如为了改善更年期症状而使用雌激素和含有雌激素的保健品,如果没有孕激素的对抗,长期雌激素作用可刺激子宫内膜生长而引起出血。

绝经后出血应该就医,查明出血的原因和部位,主要是排除子宫内膜的恶性病变。除了详细的妇科检查之外,还应化验白带、做宫颈防癌细胞学检查以及 B 超检查。但子宫腔内的细小变化靠 B 超检查是不易确诊的,如宫颈检查也未发现异常,则应进行诊断性刮宫或宫腔镜检查,以排除子宫内膜癌的可能性。

▶ 子宫内膜癌的治疗方法有哪些?

子宫内膜癌的治疗方法有手术、放射治疗、化学治疗及孕激素治疗。

(1)手术。由于目前子宫内膜癌诊断时多为早期,因此手术在子宫内膜癌治疗中的地位越来越高。然而关于子宫内膜癌的手术切除范围,却存在很大分歧。不同国家、不同医院甚至同一医院的不同医生都有不同的观点。

很多妇科肿瘤医生认为,早期的子宫内膜癌盆腔淋巴结转移率并不高,尤其是那些病变局限于内膜或者浸润深度不超过 1/2 肌层的高分化患者。让所有患者都承担切除淋巴结的风险并不合算。来自美国权威医院梅奥诊所的一项研究显示,对于某些符合条件的子宫内膜癌患者,全子宫及双侧输卵管卵巢切除已经足够。这些条件包括:子宫内膜样癌,高分化,肿瘤直径<2cm,浸润不超过1/2肌层。

国内医院和很多医生都采用梅奥诊所的标准。其实可以认为,由于子宫内膜癌的预后较好,早期患者的5年生存率都在90%以上,是否切除淋巴结,患者的生存率差异只在个位数之间。

(2)放射治疗。并不是所有子宫内膜癌都适合手术治疗。对于晚期、极度肥胖或者有多种内科疾病不适合手术的子宫内膜癌患者,仍然可以使用放射治疗。对于手术后发现有复发高危因素的患者,也需要辅助放射治疗。

(3)化学治疗。对Ⅱ型子宫内膜癌(子宫内膜浆液性乳头状癌和透明细胞癌等)的治疗原则是参照卵巢癌的标准,即在全面的肿瘤细胞减灭术(除了切除子宫和双侧输卵管、卵巢、盆腔及腹主动脉旁淋巴结外,还要切除大网膜和阑尾)的基础上进行辅助化学治疗。对晚期、复发性子宫内膜癌,无法进行放射治疗和手术者,也可以通过化学治疗进行挽救治疗。

此外,对于某些年轻未生育、经过手术和放射治疗的患者,可以用孕激素进行内分泌治疗。

▐▶ 子宫内膜癌的内分泌治疗是怎么回事?

简单来说,子宫内膜癌的内分泌治疗就是用性激素类药物进行治疗,所用的主要药物是孕激素。孕激素能够使子宫内膜癌细胞向正常子宫内膜细胞转化,主要用于以下情况。

(1)早期的高分化子宫内膜癌和子宫内膜癌的癌前病变(如不典型增生),而需要保留生育功能者。

(2)不能做手术也无法耐受放射治疗者。

(3)复发的病例。

(4)手术或放射治疗后的辅助治疗。

用孕激素治疗子宫内膜癌前病变和子宫内膜癌,孕激素受体阳性者,治疗效果好,受体阴性者效果较差。

▌▶ 子宫内膜癌可以预防吗？

预防子宫内膜癌主要是针对子宫内膜癌的高危因素采取措施，减少其发生，或者早期诊断和治疗，降低其死亡率。

(1)开展防癌宣传和普查，加强医学知识教育。让女性关注异常的阴道出血、绝经后出血、阴道异常排液等情况；合并肥胖、高血压或糖尿病的女性，则更要提高警惕，发现问题及时就医，早期诊断。

(2)鉴于子宫内膜癌与糖尿病、高血压和肥胖的密切关系，健康的生活方式和保持理想的体重是一种既经济又高效的措施。

(3)对更年期异常出血的女性，不能主观地认为是年龄增大、性激素分泌紊乱所导致的功能失调性子宫出血，而是要搞清楚出血的原因。如果检查发现子宫内膜有异常回声，则需要进行诊断性刮宫，将子宫内膜取出做病理检查，在排除子宫内膜病变后，再开始进行内分泌治疗。

(4)及时治疗子宫内膜的癌前病变。对子宫内膜有增生，特别是不典型增生患者，应积极给予治疗，严密随诊。疗效不好者，及时手术切除子宫。若患者已有子女，或无生育要求，或年龄较大，可不必坚持保守治疗，以切除子宫为宜。

(5)更年期女性使用雌激素进行补充治疗时，应在医生指导下进行，同时合用孕激素。

▌▶ 尚未生育的女性得了子宫内膜癌怎么办？

子宫内膜癌多数发生于50岁之后的女性，但是仍有10%的子宫内膜癌患者是40岁之前的女性。由于种种原因，一些女性在患子宫内膜癌时还没有生育，如果按照常规进行全子宫、双侧卵巢输卵管和盆腔淋巴结切除，尽管治愈了癌症，但却完全丧失了生育能力。于是妇科肿瘤医生们开始尝试对某些子宫内膜癌患者不做手术，而是使用大剂量孕激素来逆转已经发生了癌变的子宫内膜，从而保留患者的生育功能。结果显示，如果治疗得当，成功率在90%左右。

哪些患者能用这种方法保留生育功能？目前认为,要符合下列条件:①年龄小于 40 岁;②未育;③子宫内膜腺癌;④高分化;⑤免疫组化显示孕激素受体阳性;⑥血清 CA125 水平正常(<35U/mL);⑦无子宫肌层浸润;⑧无子宫外病灶;⑨渴望保留生育功能;⑩肝肾功能检查正常。

用大剂量的孕激素治疗子宫内膜癌有一定失败率,部分患者在治疗过程中疾病可能会进一步恶化。另外,对于有不孕史的患者,还有可能存在内分泌的问题,即使保留了子宫也不一定能成功妊娠。这些情况患者都需要了解。

保守治疗后的患者自然妊娠率较低,可能与潜在的内分泌紊乱有关,一般建议采用助孕技术提高妊娠率。

第四章

卵巢癌

卵巢癌的病因学及流行病学 ✎

▶▶ 哪些人容易患卵巢癌？

绝大多数情况下，遗传因素与环境因素相互作用导致肿瘤的发生，5%~10%的卵巢癌患者归因于遗传。家族遗传包括遗传性乳腺癌卵巢癌综合征、遗传性非息肉性结直肠癌综合征，还有一部分为遗传性位点特异性卵巢癌综合征。卵巢癌遗传的相关基因包括 BRCA1、BRCA2、MLH1、MSH2、MSH6，所以，如果一个人血缘亲戚中有人患有卵巢癌、子宫内膜癌、结直肠癌、乳腺癌、胰腺癌、前列腺癌等，那么这个人患卵巢癌的风险将升高。

卵巢癌遗传危险因素有以下两个。①高危风险：BRCA1 和 BRCA2 突变的携带者；乳腺癌或卵巢癌家族中的成员；只有乳腺癌家族史，但是乳腺癌发病早的妇女。②中等风险：包括有一个一级亲属患卵巢癌的妇女，有一个以上远房亲属患卵巢癌的妇女。

除了遗传因素外，不孕或妊娠次数少、使用促排卵药物、绝经年龄晚、长期高动物脂肪饮食、绝经后的激素替代治疗，都可能增加卵巢癌的发病风险。激素替代治疗能够使风险增加 1.5~2 倍，尤其是单独应用雌激素的人群，所以选择保健品的时候一定要慎重，对于一些宣传抗衰老、缓解绝经症状的产品应了解其是否含有雌激素。

▶▶ 卵巢癌患者的后代一定会患卵巢癌吗？

答案是否定的，原因有两个：①卵巢癌是一个多基因病，其发病是多基因的改变以及外界环境共同作用的结果，所以后代尽管是致病基因携带者，但并不一定患病，不过发病风险会高很多。例如，BRCA1 发生突变的患者其终身风险为 30%~40%，而 BRCA2 突变的患者依据其突变的位置不同其终身风险为 15%~25%，男性后代没有卵巢，不会患卵巢癌,但是其发生乳腺癌、前列腺癌的风险将升高。②上述相关基因是常染色体遗传,后代只有50%的机会获得相关基因,并不是100%,所以卵巢癌患者的后代不一定会患卵巢癌。

▉▶ 卵巢癌是不是传染病？会不会传染？

卵巢癌不会通过任何途径传染,原因有两个:①卵巢癌是一类多病因、多效应、多阶段、多基因的疾病,目前的研究并未发现细菌和病毒在卵巢癌的发生中起作用。②一般性的接触不会接触到位于腹盆腔内的肿瘤细胞,极端情况下,接触了少量的癌细胞,它们也会被人体的正常免疫防御系统清除,不会在体内存活,所以正常的生活接触不会"传染"卵巢癌。

卵巢癌的临床表现

▉▶ 卵巢癌有哪些症状？

卵巢位于盆腔深部,起病隐匿,早期多无明显症状,不易察觉,少数患者有轻度非特异性症状,如食欲缺乏、腹胀、腹痛和消瘦等,易被误认为消化不良。

到疾病中晚期,最常见的症状如下:①腹胀:随着盆腔包块增大,腹腔积液增加,腹内压增加,患者的腹胀症状明显,不少患者因为腹胀就诊。②腹痛:一般无腹痛或仅有隐痛,当肿瘤发生扭转、破裂、出血和感染时,可出现较明显的腹痛。③排便困难:肿瘤浸润肠道,可能引起肠梗阻。④水肿:肿瘤压迫或侵犯髂血管、低蛋白、贫血都可引起下肢水肿甚至全身水肿。⑤阴道异常流血:一些患者可有不规则阴道流血,多为具有分泌雌激素功能的肿瘤导致。⑥晚期患者可出现消瘦、贫血、发热等全身症状。

卵巢癌的诊断 🖊

▌▶ 卵巢癌能不能早期诊断？

目前仍然缺乏有效的卵巢癌早期筛查手段。

早期筛查是为了发现无症状的易于治疗的早期卵巢癌。有效的筛查方法必须达到75%以上的敏感性和99.6%以上的特异性，以获得10%的阳性预测值。

一般的妇科体检、盆腔双合诊和三合诊对于发现盆腔包块的敏感性和特异性只有45%和90%，区分良性肿块和恶性肿块的敏感性和特异性只有58%和98%，因而不能达到卵巢癌早期筛查的目的。

有高危因素的女性应每半年进行一次妇科检查，同时建议进行经阴道超声以及CA125的联合检查。筛查开始年龄从35岁起，或在家族最早发病年龄的5~10年之前开始。但NCCN指南同时指出，筛查措施的有效性尚未得到确定。

除了具有高危因素的女性外，对于持续存在的卵巢癌相关症状，如腹胀、进食后出现饱胀感、食欲缺乏及盆腔疼痛的女性，应监测血清CA125水平，在CA125≥35/mL时，应进行盆腔或腹腔的超声影像学检查，并以此计算恶性肿瘤的风险评分，以决定下一步处置措施。

▌▶ 为什么卵巢癌诊断需要做 CT、胃肠镜？

CT检查是用X射线束对人体进行断层扫描，根据人体不同组织对X线的吸收与透过率的不同，从而产生不同强度的信号。我们解读这些间接的信号来推测人体内部的情况。CT检查，尤其是增强CT检查，确实分辨率高，在绝大多数情况下，可准确诊断肿瘤。

卵巢癌往往病变广泛，需要全腹腔CT检查，明确病变部位。当盆腹腔出现占位性病变，且这些病变和邻近的卵巢和消化道关系紧密时，CT

有时很难判断这些病变是来自于哪个器官。此外,有的时候肿瘤在原发器官显示不清,却转移到别的器官上形成包块,会让我们错误地判断原发病灶来源。例如,在胃黏液腺癌中,腺癌细胞可能浸润至胃浆膜表面,并通过扩散的方式种植于双侧卵巢形成转移性黏液癌,此时如果我们仅仅切除卵巢的病变,而不对胃癌本身进行治疗的话,疾病会继续进展。因此,为了排除盆腹腔占位来源于消化道的可能性,我们需要进行胃肠镜检查。通过这种方法,医生可直接在可视条件下检查胃肠道的内表面,对可疑的部位取活检并在显微镜下行病理检查。

▮▶ 什么是肿瘤标志物?

肿瘤标志物,是指特征性存在于恶性肿瘤细胞,或由恶性肿瘤细胞异常产生的物质,或是宿主对肿瘤的刺激反应而产生的物质。它能反映肿瘤发生、发展,检测肿瘤对治疗的反应。肿瘤标志物在肿瘤诊断时主要用于对原发肿瘤的发现、肿瘤高危人群的筛查、良性和恶性肿瘤的鉴别诊断、肿瘤发展程度的判断、肿瘤治疗效果的评价以及肿瘤复发和预后的预测等。

▮▶ 肿瘤标志物升高的意义是什么?

肿瘤标志物升高多见于恶性肿瘤,但也可见于其他病变,如子宫内膜异位症、盆腔炎、卵巢囊肿等也会升高,所以不能单凭肿瘤标志物升高就判定患恶性肿瘤。同一个肿瘤标志物可在多种类型的恶性肿瘤中升高,比如 CA125 升高可见于乳腺癌、胃癌、肺癌、结直肠癌等上皮来源的恶性肿瘤,所以也不能通过肿瘤标志物明确肿瘤的来源。

对于卵巢癌而言,术前肿瘤标志物越高,肿瘤病灶可能就越多越广泛,术中也越难达到满意的缩瘤效果,可能预后较差。卵巢癌经过治疗后达到临床完全缓解,肿瘤标志物低于参考范围。若随访过程中,肿瘤标志物越高,可能复发的肿瘤细胞越多,预后越差。但肿瘤标志物完全正常并不代表没有复发,需结合专科体检和影像学评估。

卵巢癌的治疗

▌▶ 为什么卵巢癌患者需要进行手术？

卵巢癌的治疗以手术为主，术后辅以化学治疗和(或)靶向治疗。手术须尽最大可能切除肿瘤病灶，达到有效减瘤。最大限度减少患者体内肿瘤负荷，手术越彻底效果越满意，手术达到眼睛看不到任何残留癌组织的标准，患者的预后最好，是患者长期生存甚至治愈的基石。此外，术后通过对切除的组织进行病理组织学检查，不仅可以帮助我们明确肿瘤的组织学类型，而且能够明确肿瘤的期别，从而指导我们对患者手术后化学治疗方案的选择。

▌▶ 为什么部分患者手术前需要做化学治疗？

一般而言，经医生通过妇科检查、CT/MRI 影像学检查、肿瘤标志物，如 CA125、HE4，或者腹腔镜探查术进行综合评估后判断，可以达到满意的肿瘤细胞减灭术，即肉眼无肿瘤残留(R0)或残留癌灶单个直径<1cm(R1)应该先采取手术治疗。如果评估不能达到满意缩瘤，即残留癌灶单个直径>1cm(R2)，就需要先做 2~4 个疗程的化学治疗再进行手术治疗。我们把这种在手术前做的化学治疗叫作新辅助化学治疗。新辅助化学治疗的目的是尽可能缩小病灶的大小和范围，改善患者的全身状态，帮助医生顺利切除癌灶，达到 R0 或 R1 的手术结局，为治愈本病打下坚实的基础。患者在完成新辅助化学治疗后 1 个月内化学治疗毒副作用安全度过，并且无其他手术禁忌证时即可进行手术。

▌▶ 手术前患者要做哪些准备？

手术前做好充分的身心准备，有助于手术的顺利进行和术后康复。手术前需要做的准备工作如下。

(1)心理准备。卵巢癌诊断时大多属于晚期,患者对此常常产生恐惧、抑郁、烦躁、愤怒等身心症状。家属和医护人员应多关心患者,鼓励其表达自己的真实感受和想法,帮助患者保持良好的心理状态备战手术。

(2)保障睡眠。手术前患者应保证充足的睡眠。如果因为担心、焦虑而入睡困难,可适当服用镇静药物。

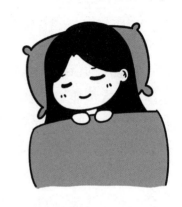

(3)调节饮食。大量腹腔积液的患者,多有腹胀、食欲缺乏、恶病质等表现,在饮食上应该选择优质蛋白、富含维生素和易消化、刺激性小的食物,增加营养素吸收,改善机体状态。

(4)预防感染。术前应注意避免上呼吸道感染、发热等感染性疾病。

(5)提前适应术后生活。学会深呼吸、有效咳嗽、床上排便以及术后尽早活动等。

(6)遵医嘱,配合手术。根据手术范围和手术方式,医生会从术前3天开始安排进食少渣半流质饮食2天、流质饮食1天,同时使用肠道抗生素。术前一日按要求口服甘露醇,尽可能清洗肠道,方便手术。

(7)身体清洁。术前一日沐浴、更衣、剪指甲、清洁脐孔。涂指甲油的患者,术前需要清洗指甲油,方便术中心电监护仪的正常使用。

(8)妥善保管私人物品。手术前取下义齿、手表、发卡、项链等物品交予家属妥善保管。

▋▶ 卵巢癌患者的手术范围是怎样界定的?

卵巢癌细胞常见的转移途径包括局部扩散、腹腔种植、淋巴转移与血行转移。卵巢癌可能通过局部扩散和种植途径转移到邻近的器官和组织,如子宫、大网膜、阑尾以及盆腹腔间隙,也可以通过淋巴途径转移到盆腔淋巴结、腹主动脉旁淋巴结等。但是医生手术中无法肉眼发现很小的转移灶,而这些少量残存的癌细胞具有极强的复制能力,是卵巢癌复发的重要原因。

所以按照国际标准,对于晚期上皮性卵巢癌应当最大可能地切除肿瘤,也就是除了切除附件病变外,还应切除子宫、大网膜、阑尾等器官组织,并全面清扫盆腔淋巴结和腹主动脉旁淋巴结,同时切除手术中发现的一切可疑病灶,如病灶所累及的肠道、膀胱、胰腺、肝脏、膈面等,均应想办法切除。

▐▶ 哪些卵巢癌患者可以保留生育功能?

年轻且有生育需求的患者,可以根据疾病的组织学类型和期别考虑能否保留生育功能。保留生育功能的患者,需密切随访。可考虑保留生育功能的卵巢癌包括Ⅰ期的上皮性肿瘤、交界性肿瘤、恶性生殖细胞肿瘤、恶性性索间质细胞肿瘤。如果只有一侧附件受累,手术可保留健侧输卵管、卵巢和子宫,从而保留自然受孕的可能;如果双侧附件均受累,则可仅保留子宫,患者未来可以在辅助生殖技术的帮助下争取怀孕。化学治疗会在一定程度上对未切除的卵巢产生影响甚至损害,所以患者在化学治疗期间要在医生指导下进行相应的卵巢保护,尽可能减少化学治疗药物对卵巢功能的影响。化学治疗结束后,患者需定期随访,建议停止化学治疗1年左右进行全面评估后再备孕。

▐▶ 手术后患者需注意什么?

卵巢癌手术范围大,手术时间相对较长,了解患者手术后的注意事项有助于早日康复。

(1)关于术后多长时间能够睡枕头。应根据手术及麻醉方式安排患者术后体位。患者术后复苏期应由麻醉医生和助手专人守护,去枕平卧,头偏向一侧,以防出现呕吐分泌物呛入气管,引起吸入性肺炎或窒息。硬膜外麻醉者,去枕平卧6~8小时,麻醉清醒后可垫枕头休息。全麻患者,麻醉复苏后即可垫枕头。

(2)活动问题。根据身体情况,鼓励患者尽早开始床上活动,如翻身、四肢关节活动、肢体运动等以预防压疮发生,促进肠功能恢复,减少肠胀气和肠梗阻。6小时后可以抬高床头取半卧位休息,利于引流液流出,降低腹部伤口张力,减轻疼痛。术后第一天在护工或家属的协助下,争取床旁活动。活动时应注意安全和妥善固定术后安置的各种管道,如尿管、引流管、打药管等,以防脱落。

(3)进食问题。患者术后应保持口腔清洁,根据手术切除器官情况安排进食时间。若未进行肠道手术,术后4小时开始可以少量饮水,6~12小时后进食流质食物。若患者进行了肠道手术,术后进食时间和内容应严格遵守医嘱进行。肠道功能未恢复前,患者不宜食用奶制品、豆制品、甜食、饮料等,待肠道功能恢复后,逐渐过渡到半流质饮食、软食、普食。

(4)清洁卫生。妇科手术后1~2周阴道有少量流血、流液是正常现象,应做好个人清洁卫生,每天早晚清洁会阴部皮肤,预防感染。

(5)腹带的正确使用。开腹手术后可考虑使用腹带保护伤口,腹带松紧适宜,不影响呼吸和腹腔压力。

(6)情绪调节。保持良好心情,避免紧张。

(7)术后伤口疼痛问题。开腹手术局部切口大,术后患者常常痛感明显,特别是活动时,可以考虑使用镇痛药物或安置镇痛泵缓解症状,以提高患者生活质量。

▮▶ 什么是淋巴囊肿?

盆腔淋巴囊肿是妇科恶性肿瘤盆腔淋巴结清扫术后的常见并发症之一。淋巴结转移是肿瘤常见转移途径。手术中切除盆腔淋巴结可以明确有无淋巴结转移,同时切除已经转移的淋巴结,阻断其转移途径。人体有两套循环系统,一套是血液循环系统,一套是淋巴循环系统。妇科手术中切除淋巴结,封闭淋巴管,破坏了淋巴液的循环。当淋巴液渗出速度大于吸收速度时,产生淤积,形成淋巴囊肿,但淋巴囊肿并不是肿瘤。当患者无其他原因而感到下腹部不适伴同侧背部/臀部不适,且盆腔检查时在髂窝摸到肿块,应考虑淋巴囊肿形成。

▮▶ 手术后出现淋巴囊肿怎么办？

淋巴囊肿有无症状取决于其大小、发生位置以及是否并发感染。如果囊肿不大，通常无症状，可以随诊观察，绝大多数会经过腹膜吸收自行消退。当囊肿较大时，可能出现压迫症状，如严重的会阴或下肢水肿等，需要及时就诊，必要时行穿刺或手术切开引流。当淋巴囊肿并发感染时，会出现腹痛、发热等症状，需及时到医院就诊，接受治疗。

▮▶ 卵巢癌术后为什么会出现潮热、盗汗、烦躁等更年期症状？

涉及卵巢的妇科手术，可能出现潮热、盗汗等并发症，这是因为卵巢血供受到影响，卵巢组织受损或者缺失，使得女性体内雌孕激素水平迅速下降，出现一系列更年期症状，如潮热、盗汗、失眠、情绪异常等。可能导致产生更年期症状的妇科术式有卵巢切除、卵巢囊肿剥除、卵巢打孔、子宫切除术、输卵管切除术等。远期甚至可能出现骨质疏松、心血管疾病等，需引起重视。

▮▶ 术后更年期症状怎么处理？

术后少数患者更年期症状较严重或者持续时间较长，会严重影响其生活质量，需积极治疗。如没有血栓、心血管疾病、乳腺疾病等禁忌，可考虑行植物类药物治疗，如复方黑升麻，但应该告知其起效时间相对较慢，通常需要6周。在此药尚未明显起效期间，必要时可在医生指导下加用相应药物进行对症处理。与雌激素无关的卵巢癌患者，可以考虑激素替代治疗，但需密切监测，因为激素治疗可能增加乳腺癌、子宫内膜癌等肿瘤的患病风险。

▮▶ 卵巢癌患者术后需要恢复多久才能进行化学治疗？

卵巢癌手术时间长、手术难度相对较大，手术后机体遭受了极大的创伤。如果手术后立即予以化学治疗，可能会影响术后康复和伤口的愈合,但化学治疗太晚,残存肿瘤细胞会疯狂反扑,迅速生长。

通常情况下,开腹手术后肠道功能会在 72 小时内逐渐恢复,伤口会在术后 1~2 周内愈合;腹腔镜手术的肠道和伤口愈合时间更短。因此,只要患者术后胃肠道功能恢复,全身情况较好,即可考虑进行化学治疗。但如果患者因为肥胖、糖尿病或其他基础疾病出现伤口感染、脂肪液化等情况,或者患者因术后进食差、睡眠质量差而导致身体虚弱时,则需待伤口愈合、一般情况恢复后再考虑化学治疗。当然,在化学治疗前患者需完成全套实验室检查,在确定没有禁忌证后予以化学治疗。研究表明,术后 2 周内开始化学治疗的患者无论是肿瘤无疾病进展时间还是总体生存时间都优于 4 周后开始化学治疗的患者。

▌▶ 卵巢癌患者术后都需要化学治疗吗?

不是所有卵巢癌患者术后都需要化学治疗。卵巢癌治疗方案的制订,需综合考虑肿瘤的组织学分类、分化程度、期别,在规范化治疗原则的基础上制订个性化治疗方案。根据肿瘤细胞所侵犯的范围,将卵巢癌分为Ⅳ期,期别越早,肿瘤越局限。对于高分化的Ⅰa、Ⅰb 期浆液性癌、子宫内膜样癌、Ⅰ期的无性细胞瘤、高分化的Ⅰ期未成熟畸胎瘤,仅需要手术治疗,术后定期复查即可。

▌▶ 卵巢癌患者的化学治疗方案制订依据是什么?

化学治疗方案的制订主要依据肿瘤的病理组织学类型。卵巢肿瘤组织学类型繁多,总的来说可以分为四大类,即上皮性肿瘤、生殖细胞肿瘤、性索间质肿瘤及转移性肿瘤。不同病理类型的卵巢癌的生物学特性不同,对不同类型的化学治疗药物的敏感性不同,所选的方案也就不同。例如,根据 NCCN 指南,上皮性卵巢癌优选的一线化学治疗方案可选择紫杉醇+卡铂±贝伐单抗、多西他赛+卡铂方案。医生要和患者及家属充分沟通每一种治疗方案的特点,包括疗效、毒副作用、给药路径及间期、药物卫生经济学指标等,尊重他们的意见,选择其中一种最适合的治疗方案即可。

什么是腹腔化学治疗？腹腔化学治疗的优缺点有哪些？

腹腔化学治疗,指将化学治疗药物灌注至卵巢癌患者腹腔内,使化学治疗药物对腹腔内残留癌细胞产生作用, 从而杀伤癌细胞。研究表明,化学治疗药物在腹腔内不易吸收入血、清除率低,故能保持腹腔内较高药物浓度,利于化学治疗药物直接作用于癌细胞,延长作用时间,增强化学治疗药物的杀伤力,同时减轻全身的药物不良反应,适用于满意的肿瘤细胞减灭术后患者。

然而,腹腔化学治疗并不适用于所有患者。例如,腹腔内有严重粘连、肠梗阻、腹膜炎或全腹放射治疗病史的患者,残留癌灶>1cm 者,不适用腹腔化学治疗。另外,有的患者腹腔化学治疗前后出现明显焦虑,有的腹腔化学治疗后出现明显腹痛等不适,这样的患者也不建议采用腹腔化学治疗。

化学治疗常见的毒副作用有哪些？

化学治疗药物能够作用于分裂旺盛的细胞,抑制细胞分裂,在抑制肿瘤细胞的同时,也会影响正常组织器官的细胞分裂,造成化学治疗的不良反应。

成年人体内大部分细胞没有分裂能力,不良反应主要发生在保留了分裂能力的组织器官,即皮肤、毛发、指甲、骨髓、部分黏膜上皮等。卵巢癌化学治疗过程中常见的不良反应如下。

(1)骨髓抑制。通常先出现白细胞减少,然后出现血小板减少,通常不出现严重贫血,需要预防严重感染及出血。

(2)消化道反应。主要表现为恶心和呕吐,根据发生的时间可以分为急性及迟发性。

(3)毛发毒性。主要有脱发、发质干燥、发色异常等。

(4)皮肤毒性。主要有皮疹、皮肤干燥症、色素沉着、多形性红斑、指尖皮肤皲裂、甲沟炎,还有少数患者可能发生严重的中毒性表皮坏死松解症。

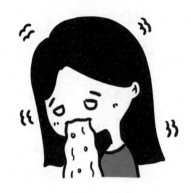

恶心,呕吐

(5)指甲毒性。主要有黑甲(指甲出现黑线)、Muehrcke 线(指甲出现横向平行的白色条带)、米氏线(指甲出现 1~3mm 白色横线)、博氏线(指甲出现横沟)。

(6)肾脏和膀胱毒性。卵巢癌化学治疗常用的环磷酰胺可引起出血性膀胱炎,铂类药物还会损伤肾脏肾小管。

(7)过敏反应。所有的药物,甚至液体都有可能出现过敏反应。化学治疗药物所致的过敏反应按照国际指南根据严重程度分为三个等级:轻度、重度和威胁生命的过敏反应。一旦发生严重毒副作用,医护患三方都需要高度重视,治疗或抢救结束后,医护人员一定要做好相应记录并且特别提醒患者记清楚过敏药物,在未来就诊中及时报告医护人员,以免再次在无准备或意外情况下使用到相应或类似药物。举个例子,患者若在应用铂类化学治疗过程中出现轻度过敏反应,医护人员与其充分沟通再次使用铂类化学治疗的利弊后,在患者及家属充分知情同意,且在医护人员保驾护航下可以采用脱敏治疗。但若在铂类药物使用时发生威胁生命的过敏反应的患者,在未来的治疗中应该避免使用铂类药物。

▮▶ 是不是不良反应越大,治疗效果越好?

化学治疗药物的主要作用机制是抑制肿瘤细胞增殖,促进肿瘤细胞凋亡。卵巢癌患者常用的化学治疗药物主要有紫杉类、铂类、吉西他滨、环磷酰胺、依托泊苷等。这些药物有的能够抑制细胞 DNA 复制的原料合成,有的能够直接破坏卵巢癌细胞的 DNA,还有一些能抑制细胞骨架的正常功能,让卵巢癌复制出来的细胞变成"残次品"。然而,化学治疗药物在杀伤癌细胞的同时,同样也对正常细胞、组织产生影响,可能导致脱发、骨髓抑制、指甲受损等化学治疗常见的不良反应。

但是,不良反应越大并不代表化学治疗效果越好,是因为不同种类的化学治疗药物产生的不良反应不尽相同,比如有的化学治疗药物更容易导致脱发,而有的化学治疗药物更容易造成骨髓抑制。此外,患者的身体素质、精神状态都可能影响不良反应的程度,所以不能仅仅通过不良反应去评价疗效。理想的化学治疗追求的是在最大限度消灭肿瘤细胞的同时,把化学治疗对身体的损害降到最小,因为严重的化学治疗不良反应不仅会降低患者的生活质量,还可能危及患者的生命。

▮▶ 哪些化学治疗药物会导致脱发？如何预防？

脱发是一种常见的化学治疗不良反应。肿瘤患者化学治疗的脱发发生率约为65%,也就是说大部分人会出现脱发,少部分不会。常见的引起严重脱发的化学治疗药物包括阿霉素、环磷酰胺、依托泊苷、异环磷酰胺、甲氨蝶呤、丝裂霉素、长春新碱、长春碱等。

目前,预防化学治疗脱发的方法有很多,比如冷冻技术、头皮扎条形止血带、何首乌等中药治疗、饮食疗法等。

(1)冷冻技术。这是最有效的手段,其原理主要是基于低温疗法使头皮的血液循环减少,血管收缩作用暂时增强,从而降低药物到达毛囊的数量,以及通过低温降低毛囊代谢率,使它们不易受到化学治疗药物影响。

(2)头皮扎条形止血带。近年来,对于头皮扎条形止血带来预防化学治疗引起的脱发的研究也很多。其原理是沿发际线扎止血带后即可使头皮的血液供应暂时性地部分或全部阻断,使化学治疗药物不能直接作用于头皮毛囊。

(3)中药治疗。何首乌、灵芝对于预防化学治疗脱发有一定的疗效。

(4)饮食疗法。氨基酸和复合维生素是头发生长的必需营养成分,而铜、铁、锌等微量元素又能防治头发脱落。莴苣、卷心菜等蔬菜以及一些水果中富含维生素,因此化学治疗患者应注意饮食清淡,多吃水果、青菜等,对于减少化学治疗的不良反应也很重要。此外,海带、贝类中的钙质对头发乌黑光润有特殊功用;动物肝脏、红枣茶、首乌汁有改善头发色泽的作用;水果、瘦肉、鸡蛋、菠菜、卷心菜、芹菜、乳类、黑豆等食物能促进细胞再生,对治疗脱发有辅助作用。

(5)综合护理。脱发后头皮很敏感,禁止烫发、染发,尽量剪短头发;使用软的梳子或钝齿木梳可以减轻对头发的牵拉,多梳头可以促进头皮的血液循环。同时,应避免使用刺激性的洗护用品,外出时可使用防晒油、帽子、围巾等加强防护。

▐▶ 化学治疗期间为什么会出现血糖升高?

在化学治疗过程中,不少患者出现血糖升高,有患者担心自己是不是得了糖尿病。化学治疗影响患者血糖的主要原因是:①化学治疗药物会对患者的肝肾功能产生一定的不利影响,从而对患者的糖代谢产生不良的影响。②化学治疗药物会损伤胰岛 B 细胞,对胰岛素的分泌和合成作用均会产生一些影响,使得血糖控制功能发生障碍,从而使患者患上糖尿病。③糖皮质激素预处理可降低紫杉醇过敏反应的发生。一般情况下,化学治疗结束后大部分患者的血糖会恢复至正常水平,也有少部分患者不能恢复正常,需进行监测,必要时请内分泌科医师协助诊治。

▐▶ 化学治疗期间为什么会出现血压升高?

靠向药物中的抗血管生成药物常常与化学治疗联合应用对抗肿瘤,如贝伐珠单抗、阿帕替尼等可能引起血压升高。这是因为:抗血管生成药物作用于血管内皮细胞受体,影响血管功能,导致血压升高;化学治疗药物可能导致体循环血管阻力增加,因为一氧化

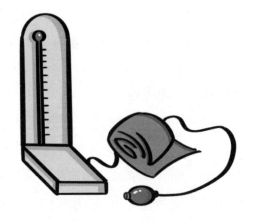

氮生成减少,血管稀松化和内皮功能障碍,均可导致全身血管阻力升高,导致血压升高;肿瘤患者心理压力大,交感神经系统功能亢进,肾素–血管紧张素–醛固酮系统活化,引起血压升高。一般情况下,治疗结束后,大部分患者血压会恢复至正常水平,也有少部分患者可能持续升高,发展为高血压,故需要监测血压,必要时到心内科医生处就诊。

▐▶ 化学治疗期间为什么容易便秘?

化学治疗期间为什么会便秘呢? 主要原因如下。

(1)止吐剂的使用。我们知道,呕吐是化学治疗最常见的毒副作用之一,因此,癌症患者化学治疗期间几乎均会应用止吐药物,而止吐药物(尤其是 5–HT3 受体拮抗剂)易引发便秘。

(2)化学治疗药物对神经系统的毒性。某些化学治疗药物由于对神经系统的毒性也可直接引起便秘。

(3)进食少。化学治疗的患者食欲一般都不太好,进食较少,形成的食物残渣也就相应地减少,大便量也相应减少。

(4)食物配搭不合理。接受化学治疗的患者为了加强营养,所进食物过于精细,食入低纤维、高蛋白的食品及摄入水分过少,不能刺激肠蠕动,加之粪便不能被充分软化而导致便秘。

(5)活动量不足。化学治疗患者身体虚弱,不愿下床活动,缺乏锻炼,活动减少导致肠蠕动减弱,易致便秘。

(6)精神因素。化学治疗患者常出现焦虑、紧张情绪,而心理障碍尤其是焦虑可增加盆底肌群的紧张度,从而引起排便时肛门直肠矛盾运动,导致便秘。

▐▶ 如何预防和治疗化学治疗期间的便秘?

便秘可致患者腹痛、腹胀、食欲缺乏甚至烦躁焦虑等,不仅会增加患者的痛苦,而且会影响化学治疗的顺利进行。减轻患者便秘及相关症状的发生,可提高其生活质量及对治疗的依从性。患者及家属应该充分认识保持大便通畅的重要性,根据个体差异,采取相应的护理措施。

面对化学治疗期间发生的便秘,我们应该怎样解决呢?对患者的饮食进行调节是完全可行的。接受化学治疗的患者应避免干酪性和精制的食物,选择富含纤维素的食物,因为高纤维素食物能够吸收并维持小肠中的水分,有助于粪块软化,利于排出。很多化学治疗的患者都会出现呕吐,为了避免脱水状况发生,每天至少应喝 3000mL 的液体,如新鲜果汁、汤类等,适当补充益生菌。虽然化学治疗的患者身体很虚弱,但在能承受的范围内可以进行适当的身体活动,这样有助于胃肠道蠕动,可以帮助排便。甚至可以考虑应用粪便软化剂或缓泻剂,常用药物有芦荟胶囊、果导片、番泻叶、开塞露。必要时可由医护人员进行灌肠处理。

▮▶ 肝功能异常是否还能继续进行化学治疗?

很多化学治疗药物都有导致肝功能损害的不良反应,但并非肝功能异常就不能进行化学治疗,应根据具体情况而定。根据丙氨酸或谷草转氨酶增高程度,肝功能异常可分为四级:1 级为转氨酶大于正常上限至正常上限 3 倍;2 级为无症状者,转氨酶升高为正常上限 3~5 倍,或大于正常上限 3 倍并伴有以下症状加重:疲劳、恶心、呕吐、右上腹疼痛或压痛、发热、皮疹、嗜酸性粒细胞增多;3 级为转氨酶升高至正常上限 5~20 倍,或大于正常上限 5 倍,持续 2 周以上;4 级为转氨酶大于正常上限 20 倍。若为 1 级肝功能异常,可在保肝治疗的同时继续进行化学治疗;若为 2 级及以上的肝功能异常,需停止化学治疗,等肝功能恢复后可继续化学治疗,可能需降低化学治疗药物的剂量或更换化学治疗方案。

▮▶ 为什么化学治疗期间会出现全身疼痛?有什么解决办法?

化学治疗期间有的患者会出现全身骨骼肌肉疼痛,甚至有蚁走感。可能的原因是:①化学治疗药物所致神经病理性疼痛;②粒细胞集落刺激因子类药物所致;③晚期肿瘤浸润、转移所致。不同原因导致的疼痛需使用不同的应对策略。化学治疗药物及粒细胞集落刺激因子类药物引起的疼痛,大多可以在化学治疗结束停止使用相关药物后缓解。治疗期间若出现轻度疼痛,无须特殊处理;疼痛程度为中-重度的患者可服用对氨基水杨酸类药物或其他止痛药来改善症状,以提高患者的依从性和生活质量。

▮▶ 为什么化学治疗后容易出现口腔溃疡?

化学治疗后的确容易发生口腔溃疡,在常规剂量化学治疗的患者中,口腔黏膜炎的发生率约为 40%。这是因为化学治疗药物会导致消化道上皮细胞的更新受到抑制,造成从口腔到肛门的整个消化道黏膜变薄,易于受损和继发感染。卵巢癌的化学治疗方案中,化学治疗药物 5-Fu、紫杉醇、多西他赛、阿霉素、甲氨蝶呤、伊立替康、脂质体阿霉素和大剂量 VP-16 都可能导致黏膜炎。而口腔卫生

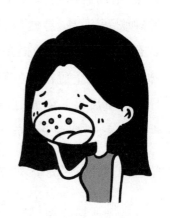

口腔溃疡

不佳、全身营养状态不良、吸烟和饮酒等不良习惯将增加黏膜炎的发病风险。因此,化学治疗前应进行口腔卫生检查,治疗龋齿和牙周病,餐后和睡前坚持刷牙, 保持口腔卫生, 纠正不良的喜食辛辣食物的饮食习惯,均衡营养,必要时加服多种微量元素或 B 族维生素,预防口腔溃疡的发生。一旦发生口腔黏膜炎,应积极治疗,如使用含漱液进行持续而彻底的口腔护理、局部抗感染治疗,溃疡严重时可暂禁食,接受静脉营养支持治疗。

▮▶ 哪些患者容易得血栓?

肿瘤患者是发生血栓的高危人群,尤其是以下人群患血栓的风险明显增加:①长期卧床患者;②恶性肿瘤患者;③中心静脉置管的化学治疗患者;④盆腔手术患者;⑤肥胖、有血栓史的患者;⑥口服避孕药或者激素替代治疗的患者;⑦产后以及卒中患者;⑧有遗传因素的患

者等。

Ⅲ▶ 静脉血栓有何表现？

化学治疗的患者如果出现一侧手臂明显肿胀，皮肤温度比其他部位高，颜色也有些改变，应考虑血栓的可能。静脉血栓的典型症状就是肿胀，活动后加剧，轻者可能无明显症状。如果发生在下肢，可表现为下肢肿胀、皮温高、易疲劳、行走或活动后加剧，Homans 征阳性，晨起后症状有所缓解等。严重时患侧肢体明显变粗，甚至剧痛，若不及时治疗，静脉血栓会发生脱落，脱落的栓子随血液运行，可到达全身各组织器官，导致严重后果。例如，血栓栓子栓塞到肺动脉主干或大分支，可引起急性肺栓塞、呼吸衰竭、猝死。

Ⅲ▶ 如何预防静脉血栓？

静脉血栓应通过以下途径进行积极预防。

（1）仔细询问病史，对患者进行血栓高危因素评分，对高危患者进行预防。

（2）术前准备充分，手术技能娴熟，动作轻柔，尽可能缩短麻醉和手术的时间。

（3）保持良好心态和心情舒畅，避免情绪激动，术后尽早活动。

（4）中心静脉穿刺置管术后循序渐进地进行手指伸曲、握拳运动；握力球锻炼，进行定期维护。

（5）睡眠时避免压迫置管侧肢体。

（6）饮食宜清淡、富含维生素、粗纤维、低脂饮食，保持大便通畅。

（7）定期检验血液流变学、纤维蛋白原等。

Ⅲ▶ 为什么用紫杉醇进行化学治疗的患者需要服用地塞米松？

紫杉醇是 20 世纪 60 年代美国国家癌症研究所从红豆杉科红豆杉属（Taxus）植物的树皮中提取得到的具有抗肿瘤活性的天然产物，是目前应用最为广泛的抗肿瘤药物之一,是卵巢癌化学治疗的一线药物之一,具有广谱抗肿瘤作用和较好的放射增敏作用。但其赋形剂蓖麻油易引起过敏反应,在临床使用前需要对患者进行预处理。虽然多数患者只有轻微的皮肤瘙痒、皮疹等过敏反应,但少数患者可发生严重甚至威胁生命的过敏反应,表现为支气管痉挛、低血压等,甚至发生过敏性休克。所以在化学治疗前应规范使用预防过敏药物,比如口服和静脉使用地塞米松,肌内注射或口服苯海拉明50mg,静脉滴注西咪替丁300mg或雷尼替丁50mg,输注时需要严密监测,仔细观察,警惕严重过敏反应的发生。

▮▶ 化学治疗期间是否需要服用中药?

很多卵巢癌患者都喜欢在化学治疗期间同时服用中药,他们认为中药没有不良反应。其实这种观点是不正确的。中药同样是有不良反应的,同样会有肝脏、肾脏的毒性,同样可能引起肝脏、肾脏功能的异常。但是在适当的时候使用合适的中药对于调理肿瘤患者全身情况能发挥积极的作用。所以化学治疗期间是可以服用中药的,但是需要在正规中医院和中医科医生指导下用药,并且在服药期间要密切监测肝肾功能,若有异常及时就诊。

▮▶ 哪些卵巢癌需要进行放射治疗?

放射治疗虽不是卵巢癌的主要治疗手段,但可作为术后的辅助治疗、晚期及复发病灶的姑息治疗。不同病理组织学类型的卵巢恶性肿瘤对放射治疗的敏感性差别很大,卵巢无性细胞瘤对放射治疗高度敏感,卵巢上皮癌及颗粒细胞癌属于中度敏感,而内胚窦瘤、未成熟畸胎瘤、胚胎癌则不敏感。

卵巢癌放射治疗分为以下几种方式:体外照射、腔内照射、放射性同位素腹腔内治疗。对于复发性卵巢癌可再次行肿瘤细胞减灭术的患者,术后可对腹腔内残余肿瘤行全腹放射治疗;对于以铂类为基础联合化学治疗的复发性卵巢癌患者,全腹放射治疗联合化学治疗具有协同抗癌的作用,有更高的肿瘤局部控制率;对于阴道残端或直肠阴道隔有残存肿瘤或者复发肿瘤的患者可使用近距离腔内放射治疗。

卵巢癌患者应慎用放射治疗,原因主要有以下几点:①放射治疗只适合卵巢癌局部复发的患者,对肿瘤广泛远处转移者往往难以奏效;②全腹放射治疗照射面积大,剂量受到肝、肾、肠道等重要生命器官耐受剂量的限制,增加剂量可能发生严重的并发症,此外,大面积照射会增加骨髓的损伤,导致白细胞下降甚至不能化学治疗;③放射治疗可使手术野产生非化学性炎症、粘连,从而增加再次手术的难度,同时影响手术中意外损伤或需切除脏器的愈合,增加术后并发症。尽管放射治疗技术的进步已经使这些不良反应有所减轻,但仍难以完全避免。

▋▶ 什么是肿瘤介入治疗?

肿瘤介入治疗是指在不开刀暴露病灶的情况下,在血管、皮肤上做直径几毫米的微小通道,或经人体原有的管道,在影像设备的引导下对病灶局部进行治疗的创伤最小的治疗方法。

许多中晚期妇科恶性肿瘤因肿瘤浸润周围器官导致无法进行手术或手术困难,常规的化学治疗也由于癌组织局部抗癌药物的浓度低而无法有效地杀灭癌细胞。介入治疗通过将介入导管插入肿瘤的供血动脉直接灌注给药,明显提高了局部癌组织的药物浓度,可有效杀灭肿瘤细胞,使部分病例获得手术机会,为进一步治疗创造了条件。

▋▶ 什么是卵巢肿瘤免疫治疗?

肿瘤治疗的三大法宝为手术、化学治疗和放射治疗,部分治疗取得了可喜的疗效。但因微转移灶或肿瘤干细胞的存在,可能导致肿瘤耐药、复发及治疗失败。所以肿瘤的治疗不仅要杀灭肿瘤细胞,还需要刺激机体的免疫应答以监视和消灭残存的肿瘤细胞。肿瘤的免疫治疗,是应用免疫学原理和方法,强化机体免疫系统的免疫监视功能,对抗免疫负调控,从而发挥抗肿瘤的作用,为肿瘤生物治疗方法之一。免疫治疗的方法有过继性细胞治疗、抗体治疗、肿瘤疫苗治疗、溶瘤病毒治疗等,目前研究和应用最多的是过继性细胞治疗和抗体治疗。

▮▶ 什么是过继性细胞治疗？什么是 CAR-T?

过继性细胞治疗是将肿瘤患者自身或异体的抗肿瘤淋巴细胞,经体外诱导、激活或基因工程改造和扩增,然后回输患者体内,发挥其杀伤肿瘤细胞的作用。

CAR-T 指患者的 T 细胞通过基因工程修饰,加上一个嵌合蛋白,可特异性识别带有肿瘤抗原的肿瘤细胞并引发免疫反应。CAR-T 兼备抗体识别肿瘤抗原的特异性和细胞毒性 T 淋巴细胞的杀伤活性,其最大的优势在于识别肿瘤抗原不受 MHC 限制。目前,CAR-T 治疗卵巢恶性肿瘤尚处于临床试验阶段。

▮▶ 化学治疗患者能否使用增强免疫药物？

肿瘤患者免疫力低下,免疫调节剂是增强及调节免疫功能的药物,对恶性肿瘤有一定疗效,可作为放射治疗、化学治疗的辅助治疗。目前常用的非特异性免疫调节剂有干扰素,胸腺素,粒细胞集落刺激因子,白细胞介素-2、4、6、11、12 以及肿瘤坏死因子。

▮▶ 贝伐珠单抗是如何发挥抗肿瘤作用的？

肿瘤在增长过程中形成大量的新生血管,抑制肿瘤血管生成为一种重要的抗肿瘤策略。人血管内皮细胞生长因子(VEGF)可驱动肿瘤血管的形成,所以 VEGF 是一个重要的抗肿瘤治疗靶点。贝伐珠单抗是 VEGF 的靶向药物,贝伐珠单抗抑制 VEGF 的表达,从而实现:①抑制新生血管生成;②使存活血管正常化,增加肿瘤内的药物灌注,发挥抗肿瘤作用。贝伐珠单抗可单独用于恶性肿瘤的巩固治疗,也可联合其他化学治疗药物一起使用,用于晚期卵巢癌、宫颈癌等的治疗。

▶▶ PARP 抑制剂是如何发挥抗肿瘤作用的？

PARP 是一种 DNA 修复酶，在 DNA 损伤修复和细胞凋亡中发挥着重要作用。PARP 抑制剂是一种针对聚 ADP 核糖聚合酶(PARP)的癌症疗法，主要针对 DNA 修复缺陷型癌症。

BRCA 是人体参与 DNA 同源重组和损伤修复的重要基因，BRCA1/BRCA2 突变细胞 DNA 修复功能缺陷，使用 PARP 抑制剂可特异性杀伤 BRCA 突变的肿瘤细胞，而不损伤正常细胞。目前国际、国内的研究热点之一是 PARP 抑制剂。现有的研究表明，PARP 抑制剂不仅可以使 BRCA 突变的铂敏感复发的卵巢癌患者明显获益，同时也对无 BRCA 突变的这类患者有效。目前，关于 PARP 抑制剂抗卵巢癌作用还有很多的研究在进行。例如，完成手术和化学治疗的卵巢癌患者的维持治疗，铂耐药复发的卵巢癌患者、铂敏感复发的卵巢癌患者治疗后的维持治疗等。期待这些研究结果能够使更多患者获益。

▶▶ PD1/PD-L1 抗体如何发挥抗肿瘤作用？

免疫系统不但能够被激活，还能够被抑制，PD-1 和 PD-L1 是两种重要的免疫负向调节分子。PD-1 表达于 T 细胞表面，PD-L1 表达于肿瘤细胞表面，二者结合可以发挥抑制 T 细胞活化的作用，从而保护肿瘤细胞不被 T 细胞清除，是肿瘤一个很重要的免疫逃逸机制。靶向 PD1/PD-L1 的抗体治疗，可有效激活免疫应答，促使免疫系统识别并攻击肿瘤细胞。目前 PD1/PD-L1 抗体治疗卵巢癌处于临床试验阶段。

▶▶ 什么是临床试验？

临床试验是指任何在人体(患者或健康志愿者)进行的药物相关性研究，以证实或揭示试验药物的疗效、不良反应和(或)试验药物的吸收、分布、代谢和排泄。

所有临床试验必须将参加者的利益放在首位。准备参加临床试验的受试者必须具有独立行为能力而且完全自愿,参加前医生必须对其进行充分的知情告知并签订知情同意书。但是只要进入临床试验,受试者就必须严格遵从医嘱和治疗方案。然而,根据国际惯例,受试者可以在任何时候无条件退出临床试验,医生不得对退出者有任何歧视。这样严格的临床试验国际惯例不仅可以保证研究数据的有效性和科学性,而且也最大限度地保护了受试者。

▶ 参加临床试验是否存在风险?

所有药物都有一定副作用,新药的临床试验也可能出现,故受试者需要承担不同程度的风险。

肿瘤患者参加临床试验的目的主要在于研究新药在人体内的吸收、分布、代谢和排泄、最大耐受剂量、药物疗效和毒副作用等。患者有可能从新药的临床试验中获益,并且期间产生的所有费用均由申办者和(或)保险公司支付,医护人员对患者进行严密监测,竭尽全力保障患者安全。近期的研究显示,参加临床试验的肿瘤患者整体疗效明显优于从来未参加过临床试验的患者。所以希望大家能够正确认识和理解临床试验,试验者做到充分知情、积极配合,并且和研究者保持无缝联系,有任何不适及时报告研究者。

卵巢癌的预后及随访 ✎

▶ 卵巢癌预后和哪些因素有关?

卵巢癌预后主要相关因素与其他肿瘤一样,比较复杂,与多种因素相关。目前的研究认为,手术是否彻底、肿瘤分期、病理组织学类型、肿瘤细胞分化程度、对化学治疗是否敏感、治疗是否规范、全身状态、是否有并发症、是否存在家族遗传、经济条件、患者依从性等都可能影响患者的预后。

▌▶ 卵巢癌患者治疗结束后如何随访？

卵巢癌可通过治疗达到完全临床缓解，但70%的患者存在复发的可能性，所以需要长期进行定期随访。一线治疗结束后前两年，建议患者每2~4个月检查一次，随后3年每3~6个月检查一次，5年后每年检查一次。随访的内容主要包括全身体检和妇科专科体检，检测肿瘤标志物（如CA125、CA19-9、HE4、AFP、hCG），必要时选用彩超，胸部、腹部、盆腔CT或MRI，甚至PET-CT等。

日常生活护理

▌▶ 卵巢癌患者是否应该对自己的疾病知情？

家属因为担心患者承受不了癌症打击，拒绝治疗，甚至对生活失去信心，常常选择隐瞒患者的病情，这种做法是否妥当呢？作为医务人员，我们能充分理解家属的心情，但是多数患者其实希望了解自己真实的病情、治疗方法、预后及注意事项；对自身的疾病充分知情，有助于调动主观能动性，减轻心理压力，激发患者与癌症抗争的信心和斗志，以乐观的态度面对未来，从而获得更好的治疗效果。当然，这需要医护人员或者家属在恰当的时机用适合的方式就病情与患者进行沟通，并鼓励患者在家属的陪伴和支持下积极参与治疗。

▌▶ 卵巢癌化学治疗患者排泄物是否有毒？日常生活应注意什么？

在肿瘤治疗过程中化学治疗药物可通过多种途径进入体内，发挥抗肿瘤作用，药物最终会通过肝脏代谢，所以在治疗后48小时内患者的血液和体液中含有较高浓度的抗肿瘤药物，药物随着尿液、粪便、呕吐物、分泌物被排出体外后，易挥发存在于空气中，其他人可通过皮肤接触、黏膜接触、呼吸吸入而影响身体健康。所以为了保护与肿瘤患者密切接触的照顾者及家人，建议患者进食时使用自用餐具，大小便后水池、马桶应反复用水冲洗，呕吐物、分泌物尽量用袋子密封，避免污染周围环境。

▶ 卵巢癌化学治疗结束后能不能从事家务劳动？是否可以重返工作岗位？

化学治疗结束刚出院的患者常会有头晕、恶心、疼痛、疲乏等身体不适，这些是药物的毒副反应，患者应该多休息，加强饮食调理，促进体力恢复。在体力恢复后，照顾自己的日常生活起居是完全可以的，如刷牙、洗澡，甚至还可做一些力所能及的家务活动，如择菜、洗碗。适当的活动、锻炼能增加患者对生活的兴趣和信心，提高患者的生活质量，但是要注意劳逸结合，以身体不感到疲劳为宜。

患者经过积极治疗后，身体状态基本恢复，在不过度劳累的前提下，参加社会活动或工作，能提升患者的成就感，愉悦身心，有利于疾病彻底康复。所以，化学治疗结束后，不良反应消失，全身体力状态恢复后可以重返工作岗位，享受工作的乐趣。

▶ 卵巢癌化学治疗患者可以从事体育锻炼吗？

运动或躯体活动有利于肿瘤患者的康复，特别是有氧运动，如散步、太极拳、骑自行车、有氧操、气功等。有氧运动时吸入更多的氧气，可促进新陈代谢，加快有害物质排出，改善机体免疫功能，提高睡眠质量，运动后可减轻焦虑、缓解压力。通过与社会交流，患者可接受更多的关心和支持，增加战胜疾病的信心。

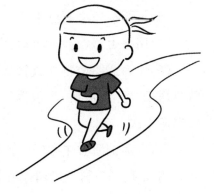

化学治疗出院后根据身体情况，可选择喜欢的、符合身体状况的运动项

目,坚持循序渐进、劳逸结合的原则。根据疾病、身体状况、活动耐受度等选择运动的方式、频率、强度、持续时间。原则上每次活动时间不能超过60分钟。

▶ 卵巢癌化学治疗患者为什么建议使用 PICC?

所谓 PICC,即外周穿刺置入中心静脉导管。建议化学治疗患者使用 PICC,这是因为:①化学治疗药物刺激性强,会损伤我们的血管,有些化学治疗药如果不小心渗漏,甚至会引起局部组织坏死。②有些患者外周血管通道差,就是我们常说的"血管不好",反复穿刺增加了患者的痛苦和感染的风险。③有些患者身体弱,营养不良,需要较长期的静脉输液、输血或营养液,留置针和钢针都不能长期支持这类液体的输注,而PICC 如果置入方法正确且维护较好,可保留 1 年之久,且并发症的发生率较其他通路装置低。④PICC 通路除了静脉给药外,还可采集血液标本,减少了静脉穿刺的次数,降低了患者的精神压力,有效地保护了患者的外周血管。PICC 适用于各种年龄穿刺留置,特别是上述患者。

▶ PICC 该如何护理?

(1)置管后注意观察置管处皮肤有无红、肿、热、痛、痒及出血症状。

(2)穿刺后置管侧手臂不要提重物。

(3)输液时不要将手臂抬得过高,以免引起回血后血液在导管内凝固。

(4)不要按压穿刺侧手臂。

(5)用握力器做握拳活动,增加置管侧手臂的血液循环。

(6)无菌透明敷料在置管后 24 小时更换,以后至少 7 天更换,如有敷料污染、卷边、渗血、渗液等要及时更换。如果使用纱布敷料,则每两天更换 1 次。

(7)日常生活中注意保护置管侧手臂及导管。

(8)定期到专科护理门诊做导管维护,治疗间歇期维护每周一次,即用生理盐水进行冲管,末端开口的管道还需要肝素钠溶液封管。

(9)留置 PICC 后可以从事一般性日常工作、家务活动、体育锻炼,但需避免使用置管侧手臂提重物超过 3kg,不能做引体向上、托举哑铃等持重锻炼,并避免游泳、蒸桑拿等容易浸湿敷料的活动。

▶ 什么是 CVC?哪些患者可以选择 CVC?

CVC 即中心静脉置管,是指经皮肤直接自颈内静脉、锁骨下静脉和股静脉等进行穿刺,沿血管走向直至腔静脉的插管。中心静脉管径粗,血流速度快,血流量大,无血管刺激,血管并发症相对较少。一些患者不宜采用外周静脉治疗,就可以选择中心静脉置管。在急诊抢救时有的患者也使用 CVC,比如:①严重创伤、复合伤、大出血、休克、心肺复苏等外周静脉穿刺困难的危重患者;②需要大量快速补充血容量(输液、输血)和液体复苏的患者;③需要长期静脉输注对外周血管有刺激性的特殊药物,如高渗液体、化学治疗、血管活性药物或全肠外营养、移植骨髓细胞液等的患者;④施行头面、颈胸部等重大特殊手术时,建立快速输液通路者;⑤心脏疾病需介入检查和治疗者;⑥连续性血液净化治疗者;⑦新生儿、婴幼儿等需要经皮深静脉穿刺置管建立静脉通道者。

▶ CVC 患者应如何护理?

(1)要注意观察穿刺后是否出现心慌、穿刺侧肢体活动情况有无异常,穿刺后 30 分钟内避免用力咳嗽,若需咳嗽请用手按压住穿刺点,防止渗血和管道移位。

(2)还要保持穿刺部位皮肤清洁、干燥。

(3)有的患者害怕管道移位,脖子一动不动,其实头颈部可以随意活动。

(4)用塑料薄膜包裹住穿刺部位,并用毛巾覆盖包裹后,可以洗脸、洗头、洗澡,如果不小心浸湿或卷边、脱落,立即更换敷料即可。

(5)治疗期间每周更换敷料两次,治疗间歇期中心静脉导管换药至少每周 1 次,如果出现穿刺点疼痛、红肿、发痒、高热、寒战等,立即通知医生、护士。

(6)平常穿宽松舒适的衣服。穿衣服时应先穿置管侧再穿另一侧,脱衣服时应先脱未置管侧,再脱置管侧,动作要轻柔缓慢。穿脱时用手护住置管上方,防止挂脱。如果出现导管脱出、断裂等情况,要立即到医院就诊。

(7)置管后还需多饮水,每日饮水 2000~2500mL,以预防静脉血栓发生,避免管道扭曲、折叠,保持通畅;每日输液完毕后用生理盐水冲管后肝素盐水正压封管。

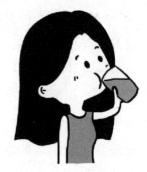

多饮水

(8)如果是行股静脉中心静脉置管,穿刺后30 分钟内不要剧烈运动,减少走动;穿脱裤子时注意不要将导管带出;大小便时不要将敷料浸湿;每天最好用温水泡脚,进行腿部按摩、膝关节运动,以促进腿部血液循环。

▌▶ 肿瘤患者可以同房吗?

美国著名性学专家海特博士认为,一次良好的性生活甚至比一次有效的身体锻炼的好处更大。然而,妇科肿瘤患者因为手术可能导致阴道缩短、性交困难,卵巢切除导致医源性绝经,甚至加重更年期症状;此外,化学治疗药物引起的脱发、皮肤色素沉着等毒副作用,使得患者不仅身体受创,而且心理也同样受到打击,担忧自我形象,害怕在丈夫面前失去吸引力,害怕疾病复发,难免流露出悲观和绝望的情绪,对生活、娱乐失去兴趣,选择性逃避,这不利于疾病的治疗。

患者在医护人员的指导下保持和谐的性生活有利于心理和疾病的康复、提高免疫力、预防疾病的复发。配偶对患者的关爱和体贴,可以消除其对疾病的恐惧和担心,帮助患者更好地面对疾病和治疗,对患者的康复有着积极的作用。同房时,丈夫应注意动作轻柔,悉心呵护。对于保留生育功能的患者,在化学治疗期间要严格避孕。

▐▶ 化学治疗患者常见的饮食误区是什么?

在信息化时代,大量网络信息充斥着我们的生活,某些患者偏听偏信传言以及所谓"偏方",常常出现饮食误区。饮食误区之一是"大吃大补"。这样不但不能消化吸收,还会加重胃肠消化吸收功能障碍,进一步加重厌食。饮食误区之二是"饿死"癌细胞。因营养摄入不足,身体免疫力低下,不能耐受放射治疗和化学治疗。饮食误区之三是没胃口时只喝汤或者果汁。果汁中营养成分较多的是维生素和矿物质,因此不能满足营养需求。饮食误区之四是"发物"会促使肿瘤复发,因此不吃鸡肉、羊肉、牛肉、虾、蟹、海鱼、鸡蛋等食物,这会导致营养不良,免疫力低下。

▐▶ 化学治疗患者怎么吃才科学?

肿瘤患者的营养要遵循平衡膳食、合理营养、维持机体代谢平衡的基本原则。世界癌症研究基金会研究建议,肿瘤患者的饮食应该:①少吃高能量的食物,如高脂、高糖、低纤维素食物,避免含糖饮料,尽量少吃快餐。②每天吃多种非淀粉类蔬菜和水果,至少400g,每天都吃全谷类,如燕麦、大麦、荞麦、糙米、玉米和豆类等。③每周

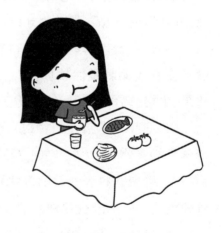

摄入不少于500g的猪肉、牛肉、羊肉等红肉类,尽可能少吃烟熏、腌制或加入化学防腐剂保存的熟肉类制品。④避免食用腌制或过咸的食物,每天保证盐的摄入量低于6g,不吃发霉的谷类和豆类。⑤不推荐使用膳食补充剂预防癌症,强调通过膳食本身满足营养需要。⑥化学治疗期间饮食应清淡、易消化,忌食油腻、难消化、刺激性食物,可进流食或半流

质食物。食欲差的患者少量多餐,烹调方法多采取煮、炖、蒸的方式。

▐▶ 如何通过饮食调节缓解化学治疗引起的不良反应?

化学治疗常常会导致骨髓抑制、呕吐、腹泻、口腔溃疡、便秘等不良反应,通过饮食调节,可部分改善不良反应。具体如何规划饮食呢?

(1)防止或减轻骨髓抑制应食用猪肉、牛肉、羊肉、禽肉、鱼肉及红枣、花生等食物。纠正化学治疗引起的缺铁性贫血,可选用含铁丰富的食物,如牛肉、羊肉、猪肉、鸡肉、鸭肉、肝脏、肾脏、蛋黄,蔬菜可选择菠菜、芹菜、西红柿等,水果类可选择杏、桃、葡萄干、菠萝、杨梅、柚子和无花果等。

(2) 化学治疗引起的呕吐是因为药物刺激肠壁嗜铬细胞释放 5-羟色胺,使中枢兴奋发生呕吐。应该限制食用含 5-羟色胺丰富的食物,如香蕉、核桃、茄子,以缓解呕吐症状。呕吐间歇期可少食多餐,进食助消化食物,多饮清水,多吃薄荷类食物及冷食,避免吃气味太浓、油腻的食物,并在饭前、饭后、睡前刷牙以去除口腔异味。

(3)化学治疗药物易引起口腔炎、舌炎、食管炎和口腔溃疡等,宜进食温流食或无刺激性软食,注意维生素及蛋白质的摄入,如新鲜蔬菜、水果、牛奶、鸡蛋、瘦肉、鱼类及豆制品。

(4)某些化学治疗药物(抗代谢药物)易引起腹胀、腹泻,宜进食少渣低纤维食物,避免吃生冷、不易耐受及易产气的食物,如糖类、豆类、洋白菜、碳酸饮料等。鼓励多饮开水、淡绿茶水,不宜饮用咖啡、浓茶和各种酒类。鼓励进食含钾高的食物,如土豆、橘子、桃、杏等。

(5)便秘者宜多饮水,进食高纤维素食物,如带皮新鲜水果、茎叶类蔬菜、山药、地瓜及燕麦片等。

(6)对化学治疗敏感的肿瘤(急慢性白血病、淋巴瘤)在联合化学治疗后,大量肿瘤细胞被迅速破坏,血液中尿酸急剧增加,在肾脏集合管形成结晶,影响尿液生成。应该控制肉类、动物内脏、花生、瓜子的摄入量,多吃新鲜蔬菜、水果。

第五章 ◀▮

滋养细胞肿瘤

滋养细胞疾病基本知识 🖊

ⅠⅠ▶ 什么是妊娠滋养细胞疾病？

妊娠滋养细胞疾病,是一组起源于胎盘滋养细胞异常增殖的疾病。

那么,什么是滋养细胞呢？精子和卵子相遇后形成受精卵,受精卵不断地分裂形成囊胚并着床于子宫内膜,囊胚最外层与子宫内膜接触的细胞就是滋养细胞。滋养细胞生长很快,在胚胎表面形成许多绒毛一样的突起侵入子宫内膜,将来会发展形成胎盘,与母体进行营养物质的交换。因此,在妊娠后这些滋养细胞如果发生了异常增殖,也就导致了妊娠滋养细胞疾病的发生。也就是说,这类疾病继发于妊娠,没有妊娠史的妇女是不会患该疾病的。

ⅠⅠ▶ 妊娠滋养细胞疾病就是滋养细胞肿瘤吗？

其实,妊娠滋养细胞疾病包括五大类,分别是葡萄胎、侵蚀性葡萄胎、绒毛膜癌、胎盘部位滋养细胞肿瘤和上皮样滋养细胞肿瘤。葡萄胎是一种良性滋养细胞疾病,是滋养细胞疾病中最常见的类型,而后四种为恶性滋养细胞肿瘤。

ⅠⅠ▶ 葡萄胎是怪胎吗？

葡萄胎是一种良性滋养细胞疾病，在我国公元前即有某妇女产子六百的记载,当时称之为"奇胎"或"水泡状怪胎"。直到 18 世纪末,人们才知道所谓这种怪胎是由滋养细胞不规则增殖、绒毛间质水肿形成的,每一个水泡,就是一根水肿的绒毛,许多水泡聚集在一起,看上去就像一串串葡萄,因而称之为葡萄胎。葡萄胎在亚洲一些地区较常见,发病率高达 2/1000,欧洲和北美发病率通常小于 1/1000。

▮▶ 葡萄胎的高危因素有哪些?

葡萄胎的病因尚不十分清楚,迄今有细胞遗传异常、营养不良、病毒感染、卵巢功能失调及免疫机制失调等学说。营养状况与社会经济因素可能是高危因素之一。饮食中缺乏动物脂肪、维生素 A 及其前体胡萝卜素者发生葡萄胎的概率显著升高。另外,既往有葡萄胎史也是高危因素。

▮▶ 恶性滋养细胞肿瘤是怎么回事?

如前所述,恶性滋养细胞肿瘤起源于妊娠期胎盘滋养细胞的恶变,主要包括侵蚀性葡萄胎和绒癌,还有罕见的胎盘部位滋养细胞肿瘤和上皮样滋养肿瘤。侵蚀性葡萄胎由良性的葡萄胎发生恶变而来。良性葡萄胎恶变后可侵犯子宫肌层,或转移至肺等器官,具有恶性肿瘤侵袭的特点。而绒癌可继发于葡萄胎,也可继发于流产、足月妊娠或异位妊娠。一般来说,侵蚀性葡萄胎恶性程度通常不高,预后较好。绒癌恶性程度高,但由于诊断技术的进展及化学治疗的发展,绒癌患者的预后已得到极大的改善,治愈率可达90%以上。

▮▶ 恶性滋养细胞肿瘤可以发生哪些器官的转移?

恶性滋养细胞肿瘤起源于恶变的滋养细胞,而滋养细胞最大的特点就是具有极强的亲血管性,因此,该肿瘤很容易经血运发生转移,全身各脏器均有可能发生转移,包括肺、阴道、肝、脾、脑、肾等。其中最常发生转移的器官是肺,据大量临床资料分析,大约60%以上的患者在初诊时就已经转移到了肺。转移至肺部的患者一般无症状,部分患者可出现咳嗽、胸痛、咯血等症状,如转移面积很大,甚至可以引起呼吸困难。此外,阴道转移也比较常见,发生率为15%~25%,主要表现为阴道出血。妇科检查时,很容易在阴道壁上看到紫蓝色的转移瘤。对于晚期的绒癌患者,病变经血运向全身扩散,可转移至脑部。患者发生脑转移是绒癌致死的主要原因之一。脑转移患者可表现为头痛、恶心、抽搐、瘫痪、意识障碍甚至昏迷。身体其他器官如肝、脾、肾、胃肠道以及皮肤等,均可发生滋养细胞肿瘤的转移,不同部位的转移瘤具有不同的临床表现。

▶ 人绒毛膜促性腺激素(hCG)是什么?

人绒毛膜促性腺激素(hCG)是滋养细胞分泌的一种糖蛋白激素。女性妊娠后正常的滋养细胞可合成并分泌 hCG,而滋养细胞疾病患者中异常增殖的滋养细胞也可产生 hCG。因此,无论是正常妊娠的女性还是滋养细胞疾病的患者,均会表现为血清 hCG 的明显增高。但正常妊娠与滋养细胞疾病有不同的 hCG 分泌规律。

正常妊娠女性血清 hCG 测定呈双峰曲线。妊娠早期血清 hCG 升高,而且每两天增加 1 倍;妊娠 10 周时达到峰值(自末次月经算起),中位数一般为 10 万 mIU/mL;于第 10 周到 20 周下降,降到峰值水平的 20%,然后维持在这个水平;在分娩前有少量增加,形成第二个峰值,但明显低于第一个峰值的水平。一般在分娩后 1~3 周降到正常水平。流产的患者血清 hCG 转为正常约需要 3 周,个别可长达 4~8 周。

▶ 滋养细胞疾病患者的血清 hCG 有哪些特点?

(1)葡萄胎。正常妊娠女性血清 hCG 高峰的中位数一般为 10万mIU/mL,而葡萄胎患者血清 hCG 测定值常远高于 20 万 mIU/mL,最高可达 240 万 mIU/mL,且持续不降。因此,临床上怀疑葡萄胎时,可连续监测血 hCG,这对于正常妊娠和葡萄胎的鉴别是非常有意义的。

(2)葡萄胎恶变。葡萄胎排空后 60~90 天,血清 hCG 仍未降至正常范围,或持续不下降甚至上升者,在除外葡萄胎残留后,提示有可能发生葡萄胎恶变。

(3)绒癌。正常妊娠分娩和流产后血清 hCG 常在 3 周内转为正常,个别可达 4~8 周。如超过这一时限,hCG 仍维持在高水平,在除外胎盘残留或不全流产后,则应高度怀疑绒癌的可能。如合并子宫增大,阴道不规则出血,出现阴道、肺或其他转移时,则可明确诊断。

其他少见情况如下。

(1)持续性低水平 hCG。部分患者只表现为持续的血清 hCG 升高,但均处于低水平。这些患者的 hCG 升高可能由其他原因导致,不一定是滋养细胞肿瘤或是肿瘤复发。因此,若临床上没有其他证据支持滋养细胞肿瘤的诊断,而仅是表现为 hCG 单纯增高,可对该类患者进行严密随访。

(2)假阳性 hCG。由于血清 hCG 检测方法及试剂的缺陷,少数患者也可表现为 hCG 的假阳性。

总之,患者血清 hCG 含量的多少在一定程度上反映着体内生长活跃的滋养细胞的多少,因而也反映着病情变化。血清 hCG 含量上升,说明体内生长活跃的滋养细胞增多,病情恶化。反之,病情有好转。

采用有效化学治疗后,血清 hCG 含量下降,说明化学治疗有效,否则就说明化学治疗效果不佳。因此,血清 hCG 是滋养细胞肿瘤患者监测病情变化和评估治疗疗效的重要指标。

滋养细胞肿瘤相关症状

▶ 葡萄胎有哪些症状?

葡萄胎也是一种妊娠,同样有停经和早孕反应,但随着妊娠的进展,临床上常有以下典型表现。

(1)停经后阴道流血。为最常见的症状,出现于 80% 的患者。常在停经 8~12 周开始有不规则阴道流血,量多少不确定,可反复发作,也可出现大出血。葡萄胎组织有时可自行排出。

(2)子宫异常增大、变软。约有半数葡萄胎患者的子宫大于停经月份,质地变软,为葡萄胎迅速增长及宫腔内积血所致。但也有患者的子宫大小与停经月份相符或小于停经月份,可能与水泡退行性变、停止进展有关。

(3)妊娠呕吐。出现时间一般较正常妊娠早,症状严重,且持续时间长。

(4)妊娠期高血压。可在妊娠早期出现高血压、水肿和蛋白尿。

(5)卵巢囊肿。卵巢受到高水平 hCG 的刺激可能会形成囊肿。一般无症状,多由超声检查明确诊断。

(6)腹痛。因葡萄胎增长迅速和子宫过度快速扩张所致,患者表现为阵发性下腹痛,一般不剧烈,常发生于阴道流血之前。

▐▶ 恶性滋养细胞肿瘤会有哪些表现?

(1)阴道不规则流血,在葡萄胎排空、流产或足月产后,有持续的不规则阴道流血,量多少不定。也可表现为一段时间的正常月经后再停经,然后又出现阴道流血。

(2)子宫不均匀性增大,在葡萄胎排空后 4~6 周后子宫未恢复到正常大小,质地偏软。

(3)卵巢囊肿。由于 hCG 的持续刺激,在葡萄胎排空、流产或足月产后,两侧或一侧卵巢囊肿可持续存在。

(4)腹痛。一般无腹痛,但当子宫病灶穿破子宫时可引起急性腹痛。

(5)假孕症状。表现为乳房增大、乳头及乳晕着色,甚至有初乳样分泌物,外阴、阴道、宫颈着色,生殖器官变软。

(6)转移瘤所对应的症状。肺转移患者可无症状,也可表现为胸痛、咳嗽、咯血及呼吸困难;阴道转移患者可引起不规则阴道流血,甚至大出血;肝转移患者可表现为上腹部疼痛,也可出现腹腔内出血;脑转移为主要的致死原因,可表现为头痛、呕吐、瘫痪、抽搐甚至昏迷,较为凶险;脾、肾、膀胱、消化道、骨等部位的转移,其症状视转移部位而异。

滋养细胞肿瘤诊断的相关问题 ✎

▐▶ 如何诊断葡萄胎？

典型的葡萄胎诊断并不困难。诊断主要依靠以下两种检查方法：一是绒毛膜促性腺激素(hCG)的测定。这种激素来源于胎盘绒毛,正常妊娠妇女的血尿中均可查到,但葡萄胎患者 hCG 水平明显高于正常妊娠妇女。二是依靠超声检查。B超检查时宫腔内见不到正常胚胎及胎盘,如子宫内见"雪花样"或"蜂窝样"的特殊图像,根据这种图像即可做出诊断。但在葡萄胎早期或不典型时,常需与先兆流产相鉴别。

▐▶ 如何诊断恶性滋养细胞肿瘤？

若葡萄胎排空后,或者流产、足月分娩、异位妊娠后出现不规则阴道流血和(或)相应的转移症状,如咯血、咳嗽、头痛、呕吐等,应考虑滋养细胞肿瘤的可能,可考虑行以下检查来明确诊断。

(1)血清 hCG 测定。在除外胎盘残留或再次妊娠,以及葡萄胎、足月产、流产和异位妊娠后,若血清 hCG 仍保持高水平,或下降后又上升,则需考虑恶性滋养细胞肿瘤。因此,怀疑滋养细胞肿瘤的患者,需每周检测血清 hCG,若血清 hCG 的变化满足滋养细胞肿瘤的诊断标准即可诊断。

(2)胸部 X 线摄片。这是诊断肺转移的重要检查方法。肺转移 X 线片可表现为片状或小结节阴影,典型表现为棉球状或团块状阴影。

(3)CT 和磁共振成像检查。CT 对发现肺部较小病灶和脑等部位的转移灶有较高的诊断价值。磁共振成像主要用于脑、肝和盆腔病灶的诊断。

(4)超声检查。子宫可为正常大小或有不同程度增大,肌层内可见异常回声区。

（5）若清宫或转移灶的病理提示侵蚀性葡萄胎或绒癌，也可明确诊断。

恶性滋养细胞肿瘤是怎样分期的？

第一阶段病变局限于子宫；第二阶段病变由子宫侵入宫旁组织、附件或阴道；第三阶段为病变转移至肺；第四阶段为病变由肺继发扩散而广泛转移至全身各器官。根据这四个阶段，即可将病变分为四期（见图5-5）。

分期是根据病变发展过程而定的，所以从期别上即可看出病变的发展情况和疾病的范围。分期越高，病期越晚，预后越差。根据临床分期的不同选择不同的化学治疗方案，可获得最佳治疗效果。

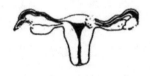

第一阶段
病变局限于子宫（无转移）

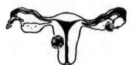
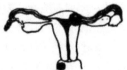

1.转移至宫旁组织或附件　　2.转移至阴道

第二阶段
病变转移至宫旁组织阴道及附件（近处转移）

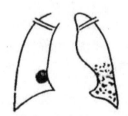
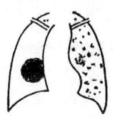

1.棉球阴影直径＜3cm或片
状阴影不超过一侧肺之半　　2.超过上述范围

第三阶段
病变转移至肺（远处转移）

第四阶段
病变转移至脑肝肠肾等
器官（全身转移）

图5-5　恶性滋养细胞肿瘤的临床分期

滋养细胞肿瘤治疗的相关问题 ✍

▐▶ 诊断为葡萄胎后应该如何处理?

葡萄胎一经诊断,应尽早处理,及时清宫,不需化学治疗,清宫的刮出物必须送病理检查。虽然大多数患者可以经清宫得到痊愈,但部分葡萄胎患者在后期会发生恶变,也就是发展为侵蚀性葡萄胎或绒癌,即恶性的滋养细胞肿瘤。一般来说,完全性葡萄胎恶变率为 15%~20%,部分性葡萄胎恶变率为 0.1%~5%。至今为止,还没有预测哪些葡萄胎将会发生恶变的准确可靠方法,因此,只有对葡萄胎患者进行严密监测,才能早期发现恶变的葡萄胎。

▐▶ 恶性滋养细胞肿瘤应如何治疗?

与其他恶性肿瘤不同,滋养细胞肿瘤的治疗首选化学治疗,手术和放射治疗为辅。对于初始治疗的患者,低危患者可采用单一药物的化学治疗,而高危患者需采用多种药物的联合化学治疗。大部分初始治疗的患者可通过单纯的化学治疗达到治愈。

▐▶ 恶性滋养细胞肿瘤的化学治疗有什么独特之处?

滋养细胞肿瘤是一种高度恶性的肿瘤,病情发展快,病程短,很早就可以发生广泛转移。但该肿瘤对于化学治疗尤其敏感,在治疗这类肿瘤时,就必须针对这些特点,采取不同于一般的化学治疗方法,以获得最佳治疗效果。一般来讲,该肿瘤的化学治疗有以下一些特点。

(1)药物选择。5-氟尿嘧啶、放线菌素 D 和甲氨蝶呤常作为首选药物。5-氟尿嘧啶不仅对生殖道病灶有效,对消化道、肺及泌尿道等转移亦有效。放线菌素 D 虽对其他转移也有效,但对肺转移较好,特别是和5-氟尿嘧啶合用时,疗效更好。甲氨蝶呤可鞘内注射给药,适用于脑转移患者的治疗。

（2）给药途径。同一种药物，因给药途径不同，所起作用往往也不相同。静脉给药后，药物即通过右心耳进入肺部，肺部受药量最大，因此，肺转移患者最好采用静脉给药的方法。动脉插管给药，药物立即进入该动脉所灌注的脏器，从而可相应地提高病灶的局部血药浓度，进而提高疗效。鞘内注射给药易于渗入脑组织，适于脑转移患者。

（3）用药剂量及用药速度。要获得满意的效果，各药的用量必须达到患者最大耐受量，尤其是前几个疗程更为关键。为了保证用量正确，用药前必须准确测量体重，绝不可估计。要求在晨起时空腹，排空大小便，穿最少衣服时测量体重。进行化学治疗时，各种药物的给药速度均有一定要求。如5-氟尿嘧啶静脉推注，不良反应很大，疗效也不好，而静脉滴注8小时左右不良反应轻，疗效却很好。相反，甲氨蝶呤静脉推注时不良反应不大，而持续静脉滴注的时间越长，不良反应则越严重。

总之，恶性滋养细胞肿瘤具有其独有的特点，应根据不同患者的临床特点选择合适的化学治疗方案，以求最佳治疗效果和最小的毒副作用。

▐▶ 恶性滋养细胞肿瘤的化学治疗需要几个疗程？

化学治疗的疗程数决定于患者血清hCG下降的情况。对于化学治疗期间的患者，一般每周测定一次血清hCG。低危患者在hCG降至正常后，至少继续给予2个疗程的巩固化学治疗；而对于化学治疗过程中hCG下降缓慢的患者，通常给予2~3个疗程的化学治疗。对于高危患者，hCG降至正常后应再继续巩固化学治疗3~4个疗程。

▐▶ 恶性滋养细胞肿瘤需要手术吗？

手术治疗不是恶性滋养细胞肿瘤患者的首选治疗手段。大部分患者化学治疗后不需要手术，但少数患者可能会对化学治疗产生耐药性，也就是说单靠化学治疗不能完全清除肿瘤病灶，这时需考虑手术切除耐药病灶,以减轻肿瘤负荷,缩短化学治疗疗程。不同的情况可选择不同的手术,包括肺叶切除术、子宫病灶切除、全子宫切除或其他转移灶的切除术。在一些特殊急诊情况下,如脑转移灶肿瘤破裂出血危及生命时,也可选择急诊开颅手术治疗。

▍▶ 恶性滋养细胞肿瘤需要放射治疗吗?

尽管随着化学治疗药物的发展,放射治疗对该肿瘤的应用价值已日渐局限。但在某些情况下,放射治疗仍有一定的作用,特别是对顽固性耐药病灶的治疗、预防转移灶出血及减轻疼痛等方面效果尚可。

▍▶ 少见类型的恶性滋养细胞肿瘤应如何治疗?

除侵蚀性葡萄胎和绒癌外,恶性滋养细胞肿瘤还包括胎盘部位滋养细胞肿瘤和上皮样滋养细胞肿瘤。但后两者更为罕见,约占恶性滋养细胞肿瘤的 1%~2%。胎盘部位滋养细胞肿瘤和上皮样滋养细胞肿瘤常发生于生育年龄妇女。患者多为经产妇,前次妊娠可为流产、早产、足月产或葡萄胎。患者可表现为一段时间闭经后出现阴道不规则出血。闭经时间从 1 个月到 1 年不等,阴道流血可持续几天到一年,多为少量持续出血。有的患者可表现为大量出血或月经间期出血,多数伴血清低水平hCG,易误诊为早孕、异位妊娠、过期流产或不全流产。患者常伴有子宫增大。当肿瘤弥散性浸润子宫壁时,子宫均匀性增大,而局限性肿块常导致子宫不规则性增大。15%~30%的胎盘部位滋养细胞肿瘤发生转移。肺和阴道转移最常见,也可转移到膀胱、结肠、卵巢、脑、肝、肾、脾、皮肤等。多数预后良好,但少数转移患者预后不良。

值得注意的是,其治疗策略与常见的滋养细胞肿瘤不同,全子宫切除是胎盘部位滋养细胞肿瘤和上皮样滋养细胞肿瘤首选的治疗方法,多数患者仅接受手术就可以达到完全缓解。对于年纪较轻的妇女,如术中未见向卵巢转移,手术范围选择全子宫及双侧输卵管切除即可。有生育要求的患者若想保留生育功能,也可选择子宫病灶切除。另外,肿瘤是否切除干净是术后是否需要辅以联合化学治疗的决定因素。大多数患者无转移,手术切除子宫后预后良好。但有 15%~30% 的病例发生转移,这些病例预后较差,因此也需要多种药物的联合化学治疗。

▶ 恶性滋养细胞肿瘤能治愈吗?

目前,恶性滋养细胞肿瘤首选化学治疗,且可以通过化学治疗达到治愈。但事实上,20 世纪 50 年代之前,恶性滋养细胞肿瘤病情险恶,死亡率高,平均寿命只有半年,曾被认为是不治之症。过去的治疗基本采用单纯子宫切除或放射治疗的方法,绒癌的死亡率高达 90%,就算是预后比较好的侵蚀性葡萄胎,如果处理不当,也有近 30% 的患者死亡。一直到 20 世纪 50 年代后期, 世界上有 3 个医疗中心分别不约而同地对恶性滋养细胞肿瘤开展大剂量的药物化学治疗,并先后获得突破性成果。人们发现了针对滋养细胞肿瘤的有效化学治疗药物,使得滋养细胞肿瘤成为人类第一个能通过化学治疗达到治愈的转移性肿瘤。北京协和医院就是这 3 个医疗中心之一。北京协和医院宋鸿钊教授等经过大量的观察研究和艰苦探索, 终于找到了有效的化学治疗药物和科学的给药方法, 这就是目前广泛应用的以 5-氟尿嘧啶为基础的联合化学治疗方案。有效的化学治疗使得侵蚀性葡萄胎患者基本达到 100% 的治愈率,绒癌的死亡率也从 90% 降至 10% 以下。

当然,侵蚀性葡萄胎和绒癌毕竟是恶性肿瘤,病情重,化学治疗反应给患者带来不少痛苦,患者在接受治疗过程中必须有坚强的意志,与疾病做斗争,并保持乐观的态度,积极配合医疗与护理,争取早日恢复健康。

▶ 恶性滋养细胞肿瘤患者发生肺、脑转移后还能治愈吗?

人们常常会问,恶性滋养细胞肿瘤如已发生肺或脑的转移,还能治愈吗?是否还能接受手术治疗及哪些情况下可进行手术治疗?前面的问题中已经谈到,恶性滋养细胞肿瘤对化学治疗十分敏感,治愈率可达

90%以上，即使发生了脑转移，仍有50%以上的患者可以治好。所以即使发生了肺、脑转移，仍有很大的治愈希望，而不要认为已发生扩散，丧失信心。一般来讲，发生肺、脑转移的患者，主要还是通过化学治疗来达到治愈目的。多数患者经化学治疗后，肺、脑转移灶可自行消失。然而有少部分患者肺脑转移瘤经多疗程化学治疗后，病变消退不完全，或转移灶已发生耐药。病变较局限者，可考虑手术切除，以缩短治疗时间。另外，对脑转移瘤病灶较大、伴有颅内压急剧升高、濒临脑疝形成的患者，也可急诊进行开颅去骨瓣减压手术及病灶切除术，使患者不致死于脑疝而获得进一步接受化学治疗的机会，争取达到治愈的目的。

总之，恶性滋养细胞肿瘤发生转移的患者仍有很大的治愈希望。主要治疗措施以大剂量化学治疗为主，但对某些急诊情况或化学治疗耐药、病灶局限的患者，亦可进行手术切除治疗。

滋养细胞肿瘤化学治疗的相关问题

▶ 化学治疗过程中出现骨髓抑制该怎么办？

目前，绝大多数抗癌药物对细胞均缺乏选择性，在抑制肿瘤细胞的同时，往往对机体正常细胞也具有一定毒性。尤其是治疗恶性滋养细胞肿瘤时，化学治疗药物剂量较大，因此不良反应也比较明显。其中以骨髓抑制最为常见，也最为严重。化学治疗所致的骨髓抑制主要表现为白细胞、中性粒细胞和血小板的减少，而对红细胞的影响较小。白细胞、中性粒细胞和血小板减少，一般可在化学治疗间期自然恢复，且有一定的规律。但如果化学治疗剂量过大，骨髓已经反复受抑制，则自然恢复的过程比较慢或者不能完全恢复。而严重的骨髓抑制会增加相关的风险，比如白细胞或中性粒细胞过低会增加感染的风险，甚至可能出现感染性休克，有致病的风险；比如血小板下降明显，则容易并发出血，可表现为鼻出血、牙龈出血及皮下与内脏出血等。

如发生骨髓抑制,应根据不同的情况采取相应的措施。

(1)在化学治疗期间如白细胞下降至 $3.0×10^9/L$ 以下,或中性粒细胞降至 $1.5×10^9/L$ 以下,或血小板在 $80×10^9/L$ 以下,则第二天暂缓用药;第二天重复验血, 如已相应地回升至 $3.0×10^9/L$、$1.5×10^9/L$ 或 $80×10^9/L$ 以上,则继续用药,如仍在此标准以下,则再停药一天。如连续停药三天,血常规仍不能回升至正常,则应结束该疗程化学治疗。

(2)停止化学治疗后应严密监测血常规,一般每周查两次血常规。若白细胞下降至 $3.0×10^9/L$ 以下, 或中性粒细胞降至 $1.5×10^9/L$ 以下,或血小板在 $75×10^9/L$ 以下,应及时就医并给予对症处理,必要时需使用中性粒细胞集落刺激因子使白细胞迅速回升。另外,对于严重的骨髓抑制或者发热的患者,必要时应用抗生素;对于血色素或者血小板明显下降的患者,必要时需输注红细胞或血小板。

(3)中性粒细胞降低患者,很容易发生感染。为减少感染机会,除采用血常规及抗生素治疗外, 患者应尽量处于一个相对清洁的环境,饮食及餐具均应保持相对无菌,以尽量避免感染的发生。

(4)如因血小板严重减低导致出血,应积极处理,除输新鲜血小板外,同时应用一些止血药物。如有鼻出血及牙龈出血,可用纱布填塞,加压止血。

▌▶ 化学治疗过程中出现口腔溃疡应怎么处理?

口腔溃疡是化学治疗患者常见的并发症之一。在恶性滋养细胞肿瘤常用化学治疗药物中,以甲氨蝶呤和放线菌素 D 所致溃疡较多,5-氟尿嘧啶所致溃疡较少。溃疡可发生于面颊黏膜、咽部以及舌边与舌根部,开始多为散在的针尖大小的浅溃疡,以后可融合成片,甚至发生溃烂。多在用药 5~6 天时出现口腔黏膜发红,2~3 天后开始溃疡,并逐步发展。不发生溃烂者,一般在停药 1 周左右可逐渐愈合。患者主要表现为疼痛而影响进食,同时发生白细胞下降的患者,口腔的细菌容易由溃疡面侵入体内引起细菌感染甚至并发败血症。

发生口腔溃疡后，处理要点主要是保持口腔清洁和促进溃疡愈合。化学治疗前如发现患者口腔卫生不好，应每日用生理盐水或漱口药水漱口，保持口腔清洁，消灭口腔细菌。发生溃疡后需每天多次用生理盐水冲洗口腔，以去掉口腔内脱落的黏膜、口涎、血污以及残存食物等。这样不仅可减少患者的痛苦，也可减少感染的发生。同时可鼓励患者多喝水及多讲话以清洁口腔。为减轻疼痛，有利于患者进食，可在进食前用局麻药喷口腔及咽部。为促进溃疡愈合，可用中药如冰硼散、锡类散或复方珍珠散喷涂口腔。

▮▶ 化学治疗患者出现腹泻是小事吗？

如前面所谈及，化学治疗药物可诱发口腔黏膜溃疡，同样属于消化道黏膜的肠道黏膜也可受化学治疗药物的影响而发生溃疡。肠道黏膜溃疡可刺激肠道蠕动增加，而使患者最先表现出大便次数多及腹痛，随着溃疡加重可出现腹泻甚至便血。在恶性滋养细胞肿瘤的化学治疗药物中，以 5-氟尿嘧啶最易引起腹泻，其次氨甲蝶呤与放线菌素 D 也可诱发此症，但较为少见。多数患者是在化学治疗临近结束或疗程完成后，先出现腹痛、大便次数增多、不成形或呈酱状，如不继续加重，停药后即可好转。病情逐渐加重者可出现水样泻，甚至便中带血，如每天腹泻超过 5 次，则需警惕其他并发症的发生。严重者可导致肠道菌群失调，诱发金黄色葡萄球菌和厌氧菌的生长，发生严重的假膜性肠炎。此时患者腹泻次数明显增多，大便由黄色酱状逐渐变为米汤样或海水绿样，大量肠液丢失导致严重脱水和电解质紊乱，重者可危及生命。所以化学治疗患者出现腹泻千万不要认为是一件小事。如在用药期间已出现腹痛和腹泻等症状，须立即停药，以免发生严重的并发症。患者发生腹泻后应及时告诉医生，千万不要自认为是因不洁饮食所致而掉以轻心。一旦腹泻发生，可口服肠道调节菌群药物，如整肠生和乳酶生，以抑制肠道内各种致病菌的生长，防止形成假膜性肠炎。一旦怀疑有假膜性肠炎的发生，则应在积极控制感染的同时，注意及时纠正水、电解质和酸碱平衡的失调,以防发生更严重的并发症。

▶ 治疗过程中肝功能异常还能继续化学治疗吗?

我们知道,绝大多数化学治疗药物均在肝脏中进行代谢,因此,化学治疗对肝脏都有一定损害。治疗恶性滋养细胞肿瘤常用的化学治疗药物中,以甲氨蝶呤对肝脏的影响最大,其次是 5-氟尿嘧啶及放线菌素D等。一般来讲,肝功能异常主要表现为血清谷丙转氨酶(ALT)的升高,严重时可并发黄疸。一般于停药后均能自然恢复正常,但有些患者需要1~2个月方可恢复。而在肝功能未恢复正常前最好不要继续化学治疗,否则可加重肝脏损伤,严重时可发生急性黄疸性肝萎缩。因此,化学治疗过程中如出现肝功能异常一定要予以重视。患者要听从医生的建议,停止化学治疗后应定期检查肝功能,如发现肝功能异常,应及时治疗。化学治疗药物所致肝功能异常又称药物性肝炎,治疗措施主要为护肝及降转氨酶处理,常用的药物有联苯双酯、易善复等。多数患者在服药1周后转氨酶即转为正常,转氨酶恢复正常后即可继续化学治疗。

滋养细胞肿瘤治疗完成后的相关问题 ✒

▶ 恶性滋养细胞肿瘤的预后与哪些因素有关?

恶性滋养细胞肿瘤是好发于育龄妇女的恶性肿瘤。在发现有效的化学治疗药物之前,绒癌的死亡率高达 90%。国外曾有一位著名病理学家声称:"凡是绒癌无一人能活,而能活的都不是绒癌。"然而,随着有效化学治疗药物的发现及大剂量化学治疗方案的应用,恶性滋养细胞肿瘤的治愈率已提高到 90%,使其最早成为可治愈的癌症之一。虽然该肿瘤的治疗效果得到了极大的改善,但以下因素仍对其预后有十分重要的影响。

(1)患者年龄。随着年龄的增加,对预后有一定影响。年龄>40 岁者预后差于年龄<40岁的患者。

(2)末次妊娠性质。恶性滋养细胞肿瘤来源于葡萄胎者,其预后好于来自流产或足月产的患者。

(3)发病至诊断明确的间隔时间。诊断越早,治疗开始越及时,其预后越好。反之则预后较差。

(4)血清hCG水平。如该激素水平越高,说明肿瘤细胞增殖分裂越活跃,侵蚀能力越强,恶性程度越高。

(5)肿瘤病灶大小。无论原发灶还是转移灶,直径越大,预后越差。

(6)转移瘤部位及数目。发生肝、脑转移者,预后最差,其次是胃肠道及脾、肾转移者,预后亦较差。转移瘤数目越多,治疗效果越不令人满意。

(7)是否进行过化学治疗。如已接受过化学治疗,发生耐药的可能性更高,对患者的预后也将产生不良影响。

总之,为进一步提高恶性滋养细胞肿瘤的治疗效果,改善患者预后,就应做到对该疾病的早期诊断与及时正规的化学治疗。

▌▶ 葡萄胎清宫术后应该如何随诊?

(1) 清宫术后定期检测血清hCG是十分重要的监测手段。一般来说,在葡萄胎清宫术后,应每周检测1次血清hCG,直至连续3次正常,然后每个月检测1次,至少持续半年。此后可每半年1次,共随访2年。在正常情况下,葡萄胎完全清空后,血清hCG稳定下降,大多数患者9周左右可降至正常,一般不超过14周。若葡萄胎排空后hCG持续异常或下降后再次升高,则要考虑葡萄胎恶变的可能。

(2)每次随访时除了必须做hCG测定外,还应注意月经是否规律,有无异常阴道流血,有无咳嗽、咯血及其他转移灶症状,并做妇科检查,必要时做超声、胸部X线片或肺部CT检查。

▶ 葡萄胎清宫后多久可以备孕?

葡萄胎随访期间可采用避孕套或口服避孕药可靠避孕 1 年。对于 hCG 下降满意的患者,在 hCG 降至阴性 6 个月后可妊娠,但对于 hCG 下降缓慢的患者,应适当延长避孕时间。

▶ 恶性滋养细胞肿瘤患者治愈后能否再次生育?

以前,患者患恶性滋养细胞肿瘤后,由于考虑该病原发于子宫,所以即使有了有效的化学治疗仍需常规切除子宫。虽然患者获得了生命的延续,但对尚未生育的妇女来说,却永远丧失了生育的机会,为以后的家庭生活带来了很多遗憾。

因此,有些肿瘤学家提出,能否不切除子宫而单纯通过化学药物治疗?又有人提出,不切除子宫原发病灶,会不会影响化学治疗效果或增加复发机会?发生过恶性肿瘤的子宫能否让胎儿正常生长发育?化学治疗药物是否有致畸和致突变的潜在危险?胎儿会不会发生畸形?但随后的研究表明,对没有切除子宫和卵巢的患者来说,在化学治疗期间卵巢会停止排卵,但停止化学治疗后数月就可以恢复排卵,这说明化学治疗后卵巢仍可恢复正常排卵功能。

对于化学治疗后切除的子宫,病理检查发现肿瘤可完全消失,子宫内膜正常,说明怀孕是有可能的。北京协和医院曾对 1000 多例保留子宫的滋养细胞肿瘤患者进行随访,其中 80% 以上的患者均已怀孕,妊娠结局与全国调查的 300 多万妇女生育情况结果相比,废胎率(包括流产等)、先天畸形率、早产率以及婴儿死亡率等方面均未见增加,且所有存活的孩子生长发育未见异常。这说明恶性滋养细胞肿瘤患者可保留生育功能,仍有再次妊娠的机会,且后代生长发育正常。对母亲进行随诊,亦未见有肿瘤复发的风险。

总之,恶性滋养细胞肿瘤患者保留生育功能,对后代无异常影响,对母亲也是安全可行的。但值得注意的是,恶性滋养细胞肿瘤患者治愈后 1 年之内最好严格避孕,密切随访,如有生育要求,应在随访正常 1 年后再妊娠。

第六章

外阴癌

外阴癌概述 ✏

▶ 女性外阴是怎样构成的？

有不少女性对外阴的构成依然缺乏清楚的认识，下面我们来认识一下。

女性外阴是指女性生殖器官的外露部分，位于两股内侧之间，前方为耻骨联合，后方为会阴。女性外阴由阴阜、大阴唇、小阴唇、阴蒂和阴道前庭等结构构成（图6-1A）。阴阜是耻骨联合前方的脂肪垫，自青春期起其上方的皮肤开始长出呈尖端向下三角形分布的阴毛，此为女性第二性征之一。大阴唇是一对隆起的皮肤皱襞，自阴阜向下、向后止于会阴，其皮下组织疏松，富含血管、神经和淋巴管，故外伤后容易形成血肿，并且疼痛明显。大阴唇是外阴鳞状细胞癌最好发的部位。小阴唇是大阴唇内侧的一对薄皱襞，大小和形状因人而异。小阴唇前端相互融合，分为两叶，前叶形成阴蒂包皮，后叶与对侧结合形成阴蒂系带，后端与大阴唇后方结合形成阴唇系带。小阴唇神经末梢相当丰富，故而非常敏感。阴蒂分为阴蒂头、阴蒂体和阴蒂脚三部分，呈"人"字形分布于两侧小阴唇顶端下（图6-1B），外露部分为阴蒂头，神经末梢极其丰富，两侧阴蒂脚分别附着于两侧耻骨支。由于阴蒂与男性阴茎相似，均为海绵样组织，故而具有勃起性。阴蒂及小阴唇是外阴恶性黑色素瘤的好发部位。两侧小阴唇之间的菱形区域构成阴道前庭，前界为阴蒂，后界为阴

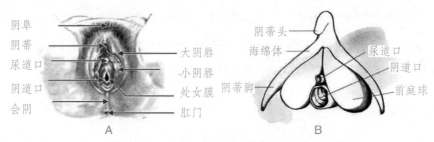

图6-1 (A)外阴构成；(B)阴蒂结构

唇系带,区域内有尿道口和阴道口。前庭球又被称为球海绵体,呈马蹄铁形,位于阴唇两侧,富含静脉丛,具有勃起性,表面被球海绵体肌覆盖。前庭大腺,又叫巴多林腺或巴氏腺,左右各一,呈黄豆大小,位于阴道口两侧,前方与前庭球相接,深部附着于会阴深横肌,表面覆盖球海绵体肌,其腺管细长,向内前方斜形开口于阴道前庭后方的小阴唇和处女膜之间的沟内。此腺体正常情况下无法扪及,也较少发生癌变。

▶ 什么是外阴癌?

所谓外阴癌,是指发生在外阴部位的恶性肿瘤。外阴癌并不多见,约占女性全身恶性肿瘤的1%,占女性生殖道恶性肿瘤的3%~5%。美国的癌症统计数据报道,2018年美国外阴癌新发病例达6190例, 死亡病例达1200例。关于我国外阴癌发病情况,尚无系统的流行病学调查报告,仅散见于国内个别文献报道。

外阴癌主要以外阴赘生物的形式出现,常常伴有久治不愈的外阴瘙痒。外阴鳞状细胞癌是外阴癌最常见的病理类型,占外阴癌的80%~90%, 多见于60岁以上女性。其他更为罕见的外阴癌包括恶性黑色素瘤、基底细胞癌、前庭大腺癌、Paget、肉瘤和疣状癌等。外阴癌发展到一定程度可出现肿瘤破溃、浸润或转移,侵犯尿道、膀胱或直肠,或者出现肺部或骨转移。外阴癌最常见的转移部位是腹股沟淋巴结。

▶ 外阴癌的发病年龄有哪些特点?

在我国,外阴癌发病以60岁以上的女性多见。可以这样说,外阴癌是常见于老年妇女的疾病。但近年来,外阴癌发病趋于年轻化,其中小于40岁的患者已占40%。分析其原因,可能是由于这个年龄阶段的女性处于性活跃期,容易感染性传播疾病,比如外阴湿疣。

▶ 外阴癌会传染吗?

不会。外阴癌是恶性肿瘤,不是传染病。一种疾病的传播需满足传染源、传播途径和易感人群三个必备条件。尽管如此,女性朋友仍需注意个人卫生问题,保持外阴清洁干燥,保持健康的生活行为方式。毕竟部分外阴癌是由外阴尖锐湿疣癌变而来的,外阴尖锐湿疣是一种性传播疾病,具有一定的传染性。

▶ 外阴癌的危险因素有哪些?

外阴癌的病因复杂,不是单一因素造成的,主要与以下因素相关。

(1)吸烟。吸烟容易降低机体免疫力,增加 HPV 感染机会,可能会增加女性患外阴癌的风险。

(2)外阴尖锐湿疣。由低危型 HPV 感染所致,主要经性交直接传播。外阴尖锐湿疣会增加患外阴癌的风险。

(3)外阴慢性营养障碍。外阴慢性营养障碍,如硬化苔藓型营养不良或增生型营养不良,会大大增加老年女性外阴癌的患病风险。

(4)其他因素如酗酒、肥胖、高血压和糖尿病等,也可能与外阴癌相关联。

▶ 与外阴癌有关的生活方式有哪些?

(1)不良生活方式。如吸烟,嗜酒。

(2)熬夜。生活作息不规律,长期熬夜,容易导致机体免疫力降低,与外阴癌的发病可能存在一定的联系。

(3)性生活混乱。性生活混乱者,往往合并性传播疾病,如生殖器湿疣等,这些是外阴癌的协同致病因素。

(4)紧身内裤。穿着紧身内裤容易导致外阴透气不良,影响外阴清洁卫生,长期如此,容易增加外阴癌的发病风险。

(5)饮食不当。平时饮食不够节制,营养失衡,容易导致肥胖体型,甚至出现糖尿病,这些因素可能与外阴癌相关联。

(6)精神紧张。长期精神刺激、紧张,容易引发高血压,可能与外阴癌相关。

▐▶ 发现外阴赘生物该怎么办？

虽然外阴肿瘤位置表浅，易于发现，但是由于我国大多数女性，尤其是农村地区女性，受传统观念的影响，思想相对保守，对于女性外阴等私密部位的病变往往难以启齿，一般私自用药便草草了事。当然，并非所有外阴赘生物都是恶性肿瘤。对于外阴赘生物合并溃疡病灶，或者出现久治不愈的外阴瘙痒症状，要保持高度警惕，及时到医院就诊，切莫以为涂擦药膏病情就会好转。因为这些征象提示外阴癌的可能，倘若处理不当容易导致病变反复迁延，错过最佳诊治时机。

▐▶ 总是外阴瘙痒是怎么回事？

外阴瘙痒是一个困扰不少女性朋友的问题。它主要发生于阴蒂、小阴唇，也可以影响到大阴唇、会阴和肛周，多呈阵发性发作，夜间较重，严重者影响睡眠，外阴局部可见皮肤抓痕。引起女性外阴瘙痒的常见原因包括：①外阴长期受到生殖道异常分泌物的炎性刺激所致；②不注意外阴清洁卫生，经常使用紧身化纤内裤、卫生巾或护垫等导致外阴透气不良；③寄生虫感染，比如阴虱病、蛲虫病或疥疮病等；④各种外阴皮肤病；⑤各种外阴恶性肿瘤；⑥全身性疾病的外阴局部症状，如糖尿病、尿毒症和维生素缺乏症等。

▐▶ 外阴白斑和外阴癌是一回事吗？

这两者并不是一回事。因为外阴白斑本身并不是恶性肿瘤。在过去它也被称为外阴干枯症、外阴营养不良、增生性或萎缩性外阴炎，其实质是外阴局部神经与血管营养性障碍所引起的组织变性和色素改变。主要的病变特征为外阴和肛周皮肤萎缩、变薄，因其常常出现外阴及周围皮肤变白，故而通俗地称为外阴白斑。临床上，外阴白斑主要指外阴硬化性苔藓和外阴鳞状上皮细胞增生，属于外阴上皮内非瘤样变范畴，其发病原因尚不清楚。

在国外,外阴白斑多见于绝经后妇女。而在国内,其发病年龄略有不同:外阴硬化性苔藓主要见于 40 岁左右的妇女,也有幼女的病例报道;外阴鳞状上皮细胞增生则以 50 岁以下的中年女性多见。外阴白斑患者主要表现为外阴奇痒,可伴有性交痛。

外阴白斑会癌变吗？研究报道显示,外阴硬化性苔藓和外阴鳞状上皮细胞增殖均可与外阴浸润癌并存,但外阴硬化性苔藓极少进展为浸润癌,外阴鳞状细胞上皮增生的恶变率为 2%~5%。

外阴癌的临床表现和诊断方法

▶ 外阴癌有哪些癌前病变？

所谓的癌前病变,是指容易发生癌变但尚不足以诊断为癌症的一类病变。它是良性病变向恶性病变过渡的前驱阶段。切莫将癌变和癌前病变两者概念混淆。癌前病变本身并不是癌症,也不是癌症的早期病变,两者有着本质上的区别。并不是所有的癌前病变都会演变成癌症,如果及时发现和治疗,大多数会"悬崖勒马",其中仅有一部分在一定条件下继续发展下去演变成癌。

外阴癌的癌前病变为外阴上皮内瘤样变,包括鳞状上皮内瘤样变和非鳞状上皮内瘤样变。外阴鳞状上皮内瘤样变主要是外阴上皮非典型增生,而外阴非鳞状上皮内瘤样变包括 Paget 病和非浸润性黑色素细胞瘤。一般来说,癌前病变发展成浸润癌需要数十年的时间。所以,仅仅发现癌前病变不要惊慌失措、忧心忡忡,应采取正确的态度积极对待,采用恰当的措施及时处理。

▶ 外阴癌有哪些常见表现？

大阴唇是外阴癌的好发部位,其次是小阴唇、阴蒂、会阴体,可伴有外阴瘙痒、疼痛、出血等症状。但并非所有罹患外阴癌的女性患者都会出现典型症状,部分女性甚至发病时依然"悄无声息",没有任何症状。当然,细心观察还是能察觉出外阴癌的征兆。

(1)外阴瘙痒。这是外阴癌最常见的症状,也是外阴良性疾患和其他妇科疾患的常见症状,故需仔细辨别。外阴瘙痒可出现在大阴唇、小阴唇、阴蒂、会阴或肛周等处,可有皮肤抓痕。对于阴虱、疥疮、滴虫和念珠菌感染等原因引起的外阴瘙痒,病因去除后瘙痒可以消失。倘若外阴瘙痒经久不愈,且呈顽固性奇痒,或者合并外阴白斑、结节或溃疡等,应警惕外阴癌。

(2)外阴肿块。肿块可表现为单个或多发结节、乳头状肿物或菜花状肿物。由于位置表浅,所以不难发现。

(3)外阴溃疡。刚开始时为外阴小溃疡,常伴有出血或感染,溃疡基底部边缘较硬,进一步发展,溃疡可以表现为"火山口状",有时可见"相吻病灶"。如发现这种久治不愈的凹陷型硬底溃疡,多为外阴癌信号。

(4)外阴皮下硬块。位于大阴唇的后 1/3 处,发病初期难以发现。当疾病发展到一定程度时表现为大阴唇皮肤局部隆起,外阴皮下硬块可以从胡桃大小发展到拳头大小。发现外阴皮下硬块时,应警惕前庭大腺癌的可能。

(5)外阴色素改变。外阴出现皮损的同时,可伴随皮肤色素沉着,早期呈灰色且半透明者,应考虑外阴基底细胞癌的可能。倘若病灶成棕褐色或蓝黑色,且色素沉着范围增大,应高度怀疑外阴黑色素瘤。

(6)压迫症状。当肿瘤侵犯尿道或直肠时,可产生尿频、尿急、尿痛、血尿、大便闭结、便血等。

▐▶ 外阴癌有哪些常用的诊断方法?

(1)妇科检查。这是外阴癌最基本也是最常用的诊断方法。经过专业训练的医生通过视诊和触诊,基本可以判断病灶大小、质地、色素改变、局部侵犯情况以及有无腹股沟淋巴结转移等。

(2)HPV 检测。常规外阴病灶 HPV-DNA 检测,可以了解是否存在

HPV感染,特别是低危型HPV感染。

(3)细胞学检查。细胞学检查更适合外阴病灶有糜烂、溃疡或色素沉着者,而且常规的阴道、宫颈细胞学检查,有助于发现外阴癌患者是否伴发阴道癌、宫颈癌或者宫体癌。

(4)阴道镜检查。应用阴道镜检查有助于发现外阴病变皮肤的细微变化,也有助于选择病变区域活检。

(5)活体组织学检查。病理组织学检查是确诊外阴癌的金标准。通过对可疑病灶的咬取或局部切除活检,可以确诊外阴癌。

(6)影像学检查。应用CT或MRI等影像学检查,可以评估有无腹股沟淋巴结转移、外阴癌病灶周围侵犯情况以及有无远处转移。

(7)内镜检查。应用膀胱镜、直肠镜等内镜检查,可以了解是否有尿道、膀胱、肛管、直肠等处的肿瘤浸润。

▐▶ 外阴癌有哪些转移途径?

(1)直接浸润。早期癌细胞局限于外阴皮肤黏膜,沿着皮肤黏膜呈浸润性方式生长,癌灶进一步增大则直接侵犯邻近的尿道、阴道和肛门,晚期病例可累及膀胱和直肠。外阴癌生长的部位和浸润范围会影响外阴的手术方式,生长部位越居中,浸润越深,手术切除范围越大,越难保留外阴结构的完整性。

(2)淋巴转移。外阴癌细胞早期多经同侧淋巴管转移到同侧腹股沟淋巴结。外阴淋巴网丰富,两侧交通,来自阴蒂、大小阴唇、会阴等部位均可经淋巴引流进入腹股沟浅淋巴结,然后通过腹股沟深淋巴结汇入盆腔淋巴结。外阴癌细胞一般先后经腹股沟浅淋巴结、腹股沟深淋巴结逐级转移到盆腔淋巴结,很少出现跳跃性转移。前哨淋巴结活检技术在外阴癌中的应用比较成熟和完善,具有安全性、准确性、可行性和腹股沟区低复发率。采用前哨淋巴结活检技术,可以避免不必要的系统性腹股沟淋巴结清扫,在不遗漏淋巴结转移灶的同时减少伤口愈合不良和淋巴水肿等术后并发症。

(3)血行播散。外阴癌细胞可经淋巴引流到胸导管进入静脉,亦可直接侵犯血管通过血液循环向远处播散,主要发生于晚期病例,常见的远处转移部位为肺和骨。

▌▶ 外阴癌常见的转移方式是什么?

外阴癌最常见的转移部位为患侧腹股沟淋巴结。首先是散在、无痛、质硬、尚可推动的少量淋巴结,继之淋巴结转移数量增多,局部融合成团、固定甚至破溃。外阴癌可以沿淋巴引流经胸导管进入血液循环,转移到肺、骨等远隔部位。

▌▶ 外阴癌如何进行分期?

外阴癌采用的是国际妇产科联盟(FIGO)分期法,不同的临床分期,外阴癌处理方法不同。

外阴癌 2009 年版 FIGO 分期如下。

Ⅰ期:肿瘤局限于外阴或外阴和会阴,无淋巴结转移。多发病灶也同样按此分期。以间质浸润 1mm 为界将Ⅰ期分为Ⅰa期和Ⅰb期。

Ⅰa期:肿瘤局限于外阴或会阴,肿瘤直径≤2cm,间质浸润≤1.0mm,无淋巴结转移。

Ⅰb期:肿瘤局限于外阴或会阴,肿瘤直径>2cm,或间质浸润>1.0mm,无淋巴结转移。

Ⅱ期:无论肿瘤大小,只要肿瘤侵犯尿道下 1/3、阴道下 1/3 或肛门任何部位,但无淋巴结转移。

Ⅲ期:无论肿瘤是否侵犯尿道下 1/3、阴道下 1/3 或肛门,只要出现腹股沟区域淋巴结转移。而根据腹股沟区域淋巴结转移数量或直径大小,又可以分为Ⅲa期、Ⅲb期和Ⅲc期。

Ⅲa期:单个淋巴结转移且直径≥5mm,或 1~2 个淋巴结转移且直径<5mm。

Ⅲb期:2 个或 2 个以上淋巴结转移且直径≥5mm, 或 3 个及 3 个以上淋巴结转移且直径<5mm。

Ⅲc 期:阳性淋巴结且伴有包膜外扩散。

Ⅳ 期:无论肿瘤大小,只要侵犯尿道上 2/3、阴道上 2/3、膀胱黏膜或直肠黏膜,或固定于骨盆壁,或出现远处转移。

Ⅳa 期:肿瘤侵犯尿道上 2/3、阴道上 2/3、膀胱黏膜或直肠黏膜等,或固定于骨盆壁,或腹股沟区域淋巴结出现固定或溃疡形成。

Ⅳb 期:远处转移,包括盆腔淋巴结转移。

▌▶ 什么是肿瘤浸润深度?

肿瘤浸润深度是一个病理学名称。所谓的肿瘤浸润深度,是指肿瘤从最表浅的真皮乳头的上皮-间质连接处至最深浸润点的距离。在外阴癌中,肿瘤浸润深度也指间质浸润,对外阴癌分期和治疗产生重要的影响。对于Ⅰ期外阴癌来说,间质浸润大于 1mm 者应归为Ⅰb 期,此时应考虑腹股沟淋巴结切除或前哨淋巴结活检,反之应归为Ⅰa 期外阴癌,通常不需要切除腹股沟淋巴结。

▌▶ 什么是早期外阴癌?

早期外阴癌被定义为癌灶局限于外阴,但尚未侵犯周围器官,而且临床上无可疑淋巴结转移者。按照这个定义,包括外阴微小浸润癌和病灶仅局限于外阴的外阴 Paget 病在内,也包括外阴良性疾病的早期癌变。外阴微小浸润癌是指癌灶直径≤2cm 以及浸润深度≤1mm 的单个外阴癌病灶,也就是说,按照分期应为Ⅰa 期的外阴癌。Paget 病是一种非常罕见的恶性肿瘤,常发生在乳头,伴有乳晕区皮肤湿疹样改变,发生在外阴的 Paget 病更为罕见,仅占女性外阴恶性肿瘤的 1%。外阴 Paget 病通常发生在 40~60 岁女性,多为绝经后妇女,主要症状为外阴瘙痒和外阴烧灼感,并出现外阴局部红斑、皮损、色素沉着或脱失等皮肤改变。由于外阴 Paget 病易误诊,加上大多数女性对于此病的初期症状认识不足,导致错过最佳治疗时机。

▮▶ 早期外阴癌有哪些预警信号?

由于外阴癌位于体表,所以发病早期并不难发现。但由于外阴癌多见于中老年女性,其思想比较传统,而且多数患者往往伴有长期的外阴良性疾病史或者其他妇科疾病史,所以就算是早期发病,也常常被当作良性疾患来对待,从而贻误患者的就诊时机。中老年妇女,尤其是绝经之后,倘若长期出现久治不愈的外阴瘙痒,反复外阴疼痛、出血,经久不愈的外阴白斑,或者无意间发现外阴结节、皮损或湿疹样改变,或者发现外阴局部皮肤增厚、僵硬或溃疡,都应当提高警惕,因为这些身体征兆说明很有可能罹患外阴癌。

外阴癌的高危人群需要格外重视。如长期出现外阴尖锐湿疣的年轻女性,这类患者往往合并低危型人乳头瘤病毒(HPV)感染,以HPV16、18 和 31 亚型多见;又比如反复出现外阴硬化萎缩性苔藓或外阴增生性营养障碍的老年女性,这类人群往往合并外阴上皮内瘤变,即外阴癌的癌前病变。

▮▶ 什么是局部晚期外阴癌?

局部晚期外阴癌既不同于早期外阴癌,又不同于晚期外阴癌,它主要指原发肿瘤较大,直径一般超过 4cm,伴有肿瘤固定,多有腹股沟区域淋巴结转移,但尚未出现远处转移。按 FIGO 分期,局部晚期外阴癌一般指Ⅲ期或Ⅳ期的患者(远处转移者除外)。对于这类患者,直接手术往往不易切净病灶,而且手术范围较大,创伤也大,患者术后生存质量明显降低,故这类患者往往是术前化学治疗的适宜对象。

▮▶ 什么是侧位型外阴肿瘤和中线型外阴肿瘤?

外阴淋巴管较为丰富,两侧交通形成淋巴网。不同的外阴部位,其淋巴引流位置不同。来自大小阴唇的恶性肿瘤,多向同侧腹股沟淋巴结转移,而来自阴蒂、尿道口、阴道口、肛门、会阴后联合和会阴体等部位的恶性肿瘤,其淋巴引流均可汇入两侧腹股沟淋巴结。根据这一特点,可将外阴肿瘤分为侧位型外阴肿瘤和中线型外阴肿瘤。确定好中线部位,是为了更清楚地判断需要切除单侧腹股沟淋巴结还是双侧腹股沟淋巴结。有标准将距离中线部位<2cm的肿瘤认为是中线型肿瘤,也有标准认为离中线部位<1cm的肿瘤属于中线型肿瘤。

外阴癌的治疗方式 ✎

▮▶ 外阴癌有哪些治疗方式?

(1)手术治疗。手术治疗是外阴癌的主要治疗方式。针对不同期别的外阴癌,手术切除范围不尽相同。

(2)放射治疗。作为外阴癌手术治疗的辅助方式,既可于术前局部照射,也可以用作术后辅助治疗,还可以作为复发病灶的姑息治疗方式。

(3)化学治疗。作为一种全身性治疗方式,主要配合手术治疗及放射治疗,可以用于缩小手术范围或者提高放射治疗效果,多用于晚期癌或者复发癌。

▮▶ 如何选择外阴癌的手术方式?

外阴癌患者的手术治疗遵循个体化原则,即不同的临床分期,外阴癌的手术切除范围不同。当我们面对外阴癌进行手术方式的抉择时,需要认真考虑以下两个问题。

(1)外阴原发病灶如何处理。手术切缘是影响外阴癌患者预后的重要因素,所以临床上外阴癌手术切除,重要的是保证足够的手术切缘。总的治疗原则是,在不影响患者预后的前提下,最大限度地缩小患者手术范围和最大限度地提高患者生活质量。也就是说,为尽量减少手术对外阴外观造成的影响,在保证手术切缘>2cm的前提下,单侧病灶并不需切除健侧外阴,外阴下部病灶可以保留阴蒂,而上部的病灶则可以保留会阴后联合。

(2)腹股沟淋巴结要不要切除。腹股沟淋巴结要不要切除,这是外阴癌手术必须考虑的问题。腹股沟淋巴结的处理与外阴癌病灶的位置和临床期别密切相关,对于侧位型早期外阴癌,临床检查腹股沟淋巴结阴性者,可考虑单侧前哨淋巴结活检术。而中位型外阴癌,推荐行双侧腹股沟清扫术或前哨淋巴结活检术。Ⅰa期外阴癌患者由于淋巴结转移率小于1%,故不推荐行淋巴结切除术。而对于Ⅰb~Ⅱ期患者而言,由于其淋巴结转移率>8%,故推荐行腹股沟淋巴结清扫术。

▮▷ 外阴癌常见的手术方式有哪些?

外阴癌手术切除范围以及是否进行前哨淋巴结活检或者腹股沟区域淋巴结清扫,除了与外阴癌灶的大小有关外,还与肿瘤生长的位置相关。总的来说,外阴癌涉及的手术方式无外乎在外阴广泛切除的基础上进行了相应的改良。早期的局灶性病变,肿瘤浸润深度≤1mm者,优先选择外阴局部扩大切除,一旦肿瘤浸润深度>1mm,不管病灶是侧位型还是中位型,可选择局部广泛切除术或改良外阴广泛切除,并根据病灶生长位置选择单侧或双侧腹股沟区域淋巴结评估(前哨淋巴结活检或者腹股沟区域淋巴结切除)。对于期别稍晚的局灶性病变,建议在外阴广泛切除的基础上进行腹股沟区域淋巴切除,这种手术方式也常常称之为外阴癌根治术。

▮▷ 外阴癌手术需要切除子宫吗

外阴癌病灶位置较为表浅,向周围组织浸润生长,可侵犯尿道、阴道、肛门,甚至膀胱或直肠。行外阴癌根治术时,根据受累情况可做相应器官切除。由于外阴癌很少累及子宫,所以外阴癌手术往往不需要切除子宫。

▮▷ 什么是外阴局部广泛切除术?

外阴局部广泛切除术是目前外阴癌切除癌灶最基本的手术方式。

所谓外阴局部广泛切除术,是指局部切除外阴癌灶,并且保证距离癌灶有1~2cm的安全边缘。该术式适用于早期外阴癌的局灶性病变,可能需要或不需要同时行腹股沟区域淋巴结切除术。

什么是外阴广泛切除术?

外阴广泛切除术也叫根治性外阴切除术,其切除范围较大,包括阴阜、大小阴唇、会阴部、部分阴道或部分下尿道以及相应部位的皮下脂肪组织,切除深度达到筋膜层和肌膜层。该术式适用于局部晚期病变,保证手术切缘达2~3cm,同时还应进行腹股沟淋巴结清扫术。由于该术式手术创面大、皮瓣分离广,切除的淋巴脂肪组织均为会阴和下肢淋巴回流的主要通道,因而出现的手术并发症较多,倘若处理不当,会造成患者术后生活质量降低,给患者带来不可低估的痛苦。

什么是外阴癌前哨淋巴结?

就外阴癌而言,所谓的前哨淋巴结,是指最先接受外阴癌淋巴引流区域中的第一站淋巴结。它既可以是单个淋巴结,也可以是数个淋巴结,最先反映外阴癌的淋巴结转移状况。作为淋巴系统第一道屏障,它就像哨兵一样,阻止癌细胞从淋巴道扩散。前哨淋巴结阴性者,可以避免不必要的系统性淋巴结切除。

外阴癌前哨淋巴结活检术有哪些优点?

淋巴结转移是影响外阴癌患者预后的重要因素。到目前为止,没有多少可靠的非侵入性手段能较好地反映淋巴结转移状况。前哨淋巴结检测是近年来发展起来的一门外科技术,在恶性肿瘤淋巴结转移检测中显示出良好的应用前景。作为一种侵入性诊断手段,前哨淋巴结活检值得在外阴癌手术中推广。一般来讲,假如前哨淋巴结未被癌细胞侵犯,那么其他区域基本上可以判定没有淋巴结转移,这可以避免不必要的腹股沟淋巴结清扫,进而避免了由淋巴结清扫所引起的一系列严重的手术并发症,比如淋巴漏、伤口裂开、伤口感染、淋巴囊肿形成以及下肢淋巴水肿等,在不降低患者生存率的同时,缩小了手术范围,提高了患者的生存质量。有研究表明,Ⅰ~Ⅱ期外阴癌患者腹股沟淋巴结的阳性率仅为 10%~26%,也就是说,近 80% 的患者接受了不必要的系统性腹股沟区域淋巴结切除。前哨淋巴结活检在早期外阴癌变的治疗中是安全有效的,目前尚未观察到什么不良后果。

▮▶ 外阴癌前哨淋巴结活检准确吗?

只有正确地辨认出前哨淋巴结,才能真实地反映淋巴结转移状况,从而为患者制订合理的治疗方案。有多项研究表明,应用前哨淋巴结活检术来预测腹股沟淋巴结转移的检出率可达 96%~100%,其假阴性率为 0~4%。早期外阴癌前哨淋巴结活检术的开展,可使临床医师选择性切除那些最有可能发生癌转移但临床检查阴性的淋巴结,并根据前哨淋巴结的病理结果制订进一步的治疗方案,使早期患者免受腹股沟淋巴结清扫所带来的痛苦。然而,由于受到技术条件、仪器设备以及医生训练和经验的限制,在国内推广这项工作尚有难度。

▮▶ 常用的前哨淋巴结检测方法有哪些?

目前常用的前哨淋巴结检测方法无外乎放射示踪法、蓝染法或两种方法的结合。

(1)术前在外阴癌灶周围皮下注射放射性同位素,动态追踪示踪剂走行并标记,术中对术野再次探测放射性同位素积聚的淋巴结(即前哨淋巴结)。

(2)术前在外阴癌灶周围皮下注射蓝色生物活性染料(如亚甲蓝),然后循蓝染的淋巴管解剖,找到第一个着色的淋巴结,定位为前哨淋巴结。

(3)术前在外阴癌灶周围皮下注射放射性同位素,动态追踪示踪剂走行并标记,术中再次在肿瘤周围注射生物活性染料,将上述两种方法联合应用来辨认前哨淋巴结,可以使前哨淋巴结定位更为准确。

▮▶ 哪些患者适合进行前哨淋巴结活检术?

对于癌灶局限于外阴或会阴的外阴鳞状细胞癌患者,癌灶最大直径<4cm,且浸润深度>1mm,尚未累及尿道、阴道或肛门,临床检查腹股沟淋巴结阴性,能够在病灶周围注射示踪剂,推荐前哨淋巴结活检术。

▮▶ 哪些患者不适宜前哨淋巴结活检术?

多灶性外阴癌,中线型外阴癌,外阴癌灶最大径线>4cm,患者术前曾行放射治疗或行病灶切除活检,腹股沟存在可疑淋巴结转移病灶,示踪剂过敏,均不适宜行前哨淋巴活检术。

▮▶ 腹股沟淋巴结切除可以采用微创手术吗?

可以。传统的腹股沟淋巴结切除采用的是开放性手术方式。传统开放性腹股沟淋巴结切除要求手术切口大,由于切口周围组织张力增大,导致腹股沟区皮肤血液供应减少,从而增加术后腹股沟区皮肤缺血坏死、感染和淋巴水肿等发生概率。有研究表明,减少手术切口长度有利于降低腹股沟淋巴结清扫术后并发症的发病风险。腹腔镜手术是减少手术切口长度的办法之一。腹腔镜手术的优势在于皮肤切口小,术后恢复快,并发症相对少,切除范围与开放性手术无异,达到"微创"手术的目的。

▮▶ 化学治疗在外阴癌中起什么作用?

20世纪90年代,化学治疗药物开始应用于浸润性外阴癌的治疗中,近年来其作用逐渐受到重视。

(1)单纯化学治疗。在外阴癌的治疗中,单独应用化学治疗药物效果比较差,仅应用于晚期病例,或应用于存在广泛转移、不能接受手术和放射治疗的复发患者。

(2)同步放射治疗、化学治疗。近年来,同步放射治疗、化学治疗在实体肿瘤治疗中的效果已得到证实。放射治疗过程中,同步应用小剂量化学治疗药物,可以增加放射治疗敏感性,使放射治疗剂量降低15%~20%,从而降低患者局部急性放射治疗反应发生率,提高患者的放射治疗耐受性。同步放射治疗、化学治疗既可以降低患者肿瘤局部复发率,又可以控制患者全身微小转移灶,从而提高肿瘤的治疗效果,改善患者预后。据研究报道,同步放射治疗、化学治疗对于晚期外阴癌的治疗效果已得到肯定,但不能忽略随之而来的放射治疗并发症。

(3)新辅助化学治疗。又称术前化学治疗,主要应用于局部晚期病例,即在手术之前,对一时难以切除或预计切除范围较大的局部晚期外阴癌应用化学治疗,可达到缩小癌肿、缩小手术切除范围、提高手术切除率和减少手术并发症等作用。

▮▶ 什么样的外阴癌患者不用化学治疗?

外阴癌多见于绝经前后的中老年女性,发病率低,以鳞状细胞癌为主,考虑老年人化学治疗耐受性差,而且鳞状细胞癌对化学治疗药物敏感性较差,化学治疗获益少,加上早期手术治疗效果好,因此,对于早期外阴鳞癌患者,手术治疗后一般不需要化学治疗。

▮▶ 放射治疗在外阴癌中起什么作用?

放射治疗作为外阴癌的一种重要治疗手段,其作用不言而喻。外阴癌放射治疗可分为术前放射治疗、术后辅助放射治疗和根治性放射治疗。

术前放射治疗:也称为术前新辅助放射治疗,主要应用于原发癌灶较大、邻近脏器(如尿道、阴道、肛门等)受累和腹股沟淋巴结转移的局部晚期外阴癌患者,主要目的是缩小癌灶来缩小手术切除范围,避免致残性的脏器切除,增加保留尿道和肛门等重要脏器功能的机会。

术后辅助放射治疗:术后放射治疗主要应用于外阴癌术后存在病理高危因素者,比如原发肿瘤直径>4cm、手术切缘阳性、淋巴结阳性、术后局部残留癌灶等,辅助放射治疗能显著降低患者的术后复发率。

根治性放射治疗:外阴鳞癌对放射治疗较为敏感,对有手术禁忌证或畏惧手术的外阴癌患者,可尝试根治性放射治疗。但由于外阴组织对放射线耐受性极差,故放射治疗后皮肤炎、膀胱炎、直肠炎等并发症十分常见。

▮▶ 早期外阴癌在哪种情况下需要放射治疗?

早期外阴癌术后是否需要辅助放射治疗,主要取决于原发灶及淋巴结的状态。

(1)术后原发病灶的补充放射治疗。对于原发灶来说,手术后切缘阳性、淋巴脉管间隙浸润、切缘邻近肿瘤(切缘到肿瘤距离<8mm)和肿瘤直径>4cm 等,这些都是患者复发的高危因素,术后往往需要辅助放射治疗。术后开始放射治疗与手术时间间隔不宜超过 6 周。

(2)腹股沟淋巴结转移的补充放射治疗。腹股沟淋巴结切除术后的放射治疗指征包括:①单一淋巴结转移,直径>10mm;②阳性淋巴结伴囊外扩散;③多发淋巴结微转移,直径<5mm。术后病理检查仅发现单一淋巴结微转移者,术后不需要辅助放射治疗。

外阴癌治疗后的管理 ✐

▮▶ 腹股沟淋巴结切除术后需要放置引流管吗?

需要。常规放置引流管的目的是为了排出腹股沟切口皮下积液、积血,促进术后伤口的早期愈合,同时,也方便观察有无创面渗血或出血,有无淋巴漏或乳糜漏。

▮▶ 如何观察外阴癌根治术后引流液?

外阴癌根治术后当天,负压引流瓶可引流出鲜红色或暗红色液体,以后引流液颜色逐渐变淡。患者术后 24 小时的引流液一般为 100~200mL。创面出血多发生在术后 24 小时之内,倘若短时间内负压引流瓶有大量鲜红色血性液体流出,而且患者出现血压明显降低,提示有术后创面出血可能,应立即通知医生紧急处理。假如术后引流液有增无减,透明清亮,或者发现引流瓶有牛奶一样的乳白色黏稠状液体流出,此时应考虑淋巴漏或乳糜漏形成,局部加压包扎后多能自愈,必要时局部灌注药物或手术结扎处理。

▮▶ 外阴癌手术后负压引流管什么时候可以拔除?

负压引流管放置时间一般依引流量情况而定,大概需要 1~2 周。在负压引流管通畅的前提下,患者术后切口愈合良好,每日 24 小时引流量不超过 10mL,此时可考虑拔除引流管。拔管后引流管口常规用碘附液消毒,并用无菌敷料覆盖,倘若引流管口仍有少量渗液,应及时更换敷料,防止敷料湿透,避免出现感染。

▮▶ 为什么有些患者会出现乳糜漏现象?

在进行腹股沟淋巴结切除时,可能因为结扎不牢靠或者能量器械的问题,导致淋巴管闭合不佳。由于食物中多含有长链甘油三酯,患者术后进食的时候,食物中的甘油三酯经肠道吸收后进入淋巴系统,促进乳糜液的形成。此外,高脂肪类的饮食也会影响淋巴管的愈合,从而促使乳糜漏发生。

▮▶ 如何做好外阴癌根治术后会阴部护理?

外阴癌根治术后,患者会阴部护理尤其重要。倘若护理不当,容易造成外阴伤口愈合不良、裂开、感染,甚至皮瓣坏死。外阴癌根治术后会阴部护理,主要侧重于排尿护理和排便护理。

▌▶ 外阴癌术后排尿如何管理？

患者术后留置导尿管非常重要，特别是对于尿道部分切除的患者。首先应保持导尿管通畅。每天用0.5%碘附消毒尿道口，定期更换尿袋，注意观察尿的颜色和记录尿量，同时保证每日水的摄入量为2000~2500mL。对于没有涉及尿道切除的患者，术后3~5天可以拔除导尿管。而行尿道部分切除者，术后第5天可尝试夹闭导尿管，定时开放尿管放尿，以训练膀胱功能，尽快恢复排尿反射，术后2周拔除导尿管。

▌▶ 外阴癌术后排便如何管理？

外阴癌多为老年患者，术后卧床时间太长，容易出现便秘。指导其在无腹胀、肛门排气后进食适量的蔬菜、水果，逐渐增多食量。术后指导患者多做床上翻身活动，鼓励其尽早下床活动，以促进肠蠕动。由于患者粪便极易污染外阴伤口，故便后务必及时清洗肛门，更换消毒会阴垫。术后3天可以开始应用高锰酸钾坐浴。

▌▶ 外阴癌根治术后出现下肢水肿的原因和预防方法有哪些？

外阴癌根治术后，由于进行了腹股沟淋巴结清扫，同侧下肢的淋巴回流受阻，易引起下肢水肿，严重者可出现"橡皮腿"。术后外阴和腹股沟区域的放射治疗，易引起局部水肿和结缔组织增生、纤维化，也会引起水肿。预防下肢水肿最好的方法就是尽量避免不必要的腹股沟淋巴结清扫术，要大力推广前哨淋巴结活检术。倘若进行了腹股沟淋巴结清扫术，术后患者要进行规律的下肢功能康复训练，避免下肢瘢痕痉挛，适当抬高下肢，从而减少下肢水肿的发生。

▌▶ 如何预防外阴癌患者术后下肢深静脉血栓形成？

外阴癌患者多为老年人，加上手术创面大、术后疼痛等导致老年患者长期卧床,不愿意翻身和下床活动,极易出现下肢深静脉血栓。预防方法如下。

(1)卧床期间应定时改变体位,至少每1~2小时翻身活动一次。如果需要腿部垫枕,应该放在小腿部位,而避免在膝下,避免过度屈髋,造成血液回流影响。

(2)卧床期间做适当的下肢活动,如踝泵关节运动。

(3)术后尽量避免在下肢进行静脉输液治疗,减少对血管内皮的损伤。

(4)假如站立后出现下肢沉重、胀痛等不适症状,应警惕下肢深静脉血栓形成的可能,及时通知医生和护士。

(5)尽早下床活动。

▉▶ 外阴癌术后如何预防瘢痕挛缩?

传统的外阴癌根治术采用的是单切口,即蝶形切口,这种切口创面大,切除范围宽,术后极难愈合,在愈合过程中,手术创面由瘢痕组织来填充,极易形成瘢痕挛缩。瘢痕的形成是必然的,但是瘢痕的挛缩是可以缓解的,有时候也是可以避免的。比如采用改进后的"三切口"方式代替传统的"蝶形切口",即外阴、双侧腹股沟独立切口,这样可降低患者术后皮肤裂开与感染的风险,也可降低瘢痕挛缩的概率。此外,外阴癌根治术后,适当进行下肢活动,如趾、踝、膝关节的伸展运动,锻炼髋关节的抬腿运动,可以促使手术区的瘢痕松解,增加皮肤弹性,防止和减轻瘢痕的挛缩。

▉▶ 早期外阴癌手术后会影响性生活吗?

外阴癌的治疗以手术为主,一般手术切除外阴原发病灶和腹股沟淋巴结,早期外阴癌不切除阴道。所以外阴癌患者术后康复之后,可以进行性生活,手术影响不大。

第七章 ◀❚❚

阴道癌

什么是阴道癌？

▶ 阴道的结构是怎样的？

阴道是一个富有弹性的管状通道，位于真骨盆腔下部中央，前短后长，上宽下窄，向前毗邻尿道、膀胱，向后紧贴直肠，前壁长 7~9cm，后壁长 10~12cm。阴道的上端比较宽阔，包绕宫颈阴道部，两者之间形成环形凹陷，称之为阴道穹隆，按其位置可分为前、后、左、右，共四部分。其中，阴道后穹隆最深，因其与子宫直肠陷凹紧密相邻，在临床上具有重要的实用意义。站立时子宫直肠陷凹为女性盆腔最低位置，故可经此处进行穿刺或者引流。阴道下端较窄，阴道口开口于阴道前庭的后部。在处女阶段，阴道口周围有处女膜附着，完整的处女膜可呈环形、半月形、伞状或者筛状。处女膜破裂后，阴道口周围留有处女膜裂痕。通常，阴道前后壁相互紧贴，横断面观呈"h"形。阴道上段向下向后弯曲，接近骶骨凹，下端前屈，矢状面观呈"s"形。由于阴道壁具有许多横行的皱襞，因而具有较强的伸缩性和弹性。

▶ 阴道癌的危险因素有哪些？

原发性阴道癌的发病原因尚不明确，相关因素如下。

（1）HPV 感染。有研究显示，在 60% 的阴道鳞癌和 80% 的阴道原位癌中可以检测到 HPV-DNA，特别是在年轻女子中，但 HPV 感染与阴道癌和阴道癌前病变的关系有待更深入的研究。

（2）服用雌激素药物。年轻的女性朋友发生阴道腺癌，可能与其母亲怀孕期间服用雌激素有关。

（3）吸烟。长期吸烟容易导致机体免疫抑制，增加癌症发病风险。

（4）既往有生殖道恶性肿瘤病史，以宫颈癌最多见。

（5）免疫抑制治疗。

(6)多个性伴侣。

(7)性生活开始时间早。

▐▶ 什么是阴道癌？

顾名思义,阴道癌指的是发生在阴道壁的恶性肿瘤,分为原发性和继发性两种。

阴道癌以继发性阴道癌多见,可由邻近器官通过直接蔓延、血管转移或淋巴转移而来,如宫颈癌阴道侵犯。在所有女性生殖系统恶性肿瘤中,原发性阴道癌是最少见的,仅占女性恶性肿瘤的1%。

原发性阴道癌最常见的病理类型是鳞状细胞癌,以老年女性多见。其次为阴道腺癌,主要为阴道透明细胞癌,常出现在青春期和青年期,可能与患者在母体时受过己烯雌酚影响有关。还有一些特殊的阴道恶性肿瘤好发于婴幼儿,比如阴道内胚窦瘤和葡萄状肉瘤,这类阴道恶性肿瘤相当罕见,一般早期无症状,当病情发展到一定程度,可出现无痛性异常阴道流血或阴道排液,由于患儿不能言语,故难以发现,当患儿哭闹时,增加腹压即可见到肿物突出于阴道口。

阴道癌的临床表现与治疗 ✐

▐▶ 阴道癌有哪些临床表现？

阴道癌患者早期可无症状,或者出现一些非特异性的表现,这些表现在其他妇科恶性肿瘤或者普通妇科疾病也可以出现。

(1)阴道排液。早期表现为阴道分泌物增多,随着病情的进展,可出现恶臭分泌物。

(2)阴道流血。同房时可出现阴道流血,或者表现为自发阴道流血,流血不规律。

(3)膀胱刺激症状。肿瘤侵犯尿道或膀胱时可出现尿频、尿急、尿不尽,严重者出现排尿困难。

(4)直肠压迫症状。肿瘤侵犯直肠时,可出现里急后重感。

(5)性生活困难。随着阴道肿物增大或者阴道壁变硬,可出现性交困难。

阴道癌有哪些转移途径?

与外阴癌类似,阴道癌以直接浸润和淋巴转移为主,外阴可出现血行播散。而与外阴癌不同的是,阴道壁不同位置的淋巴引流有明显区别。阴道上段淋巴回流至盆腔淋巴结,阴道下段引流至腹股沟淋巴结,而阴道中段存在双向淋巴回流。

阴道癌如何进行临床分期?

根据 2012 年版 FIGO 分期,阴道癌可进行如下的临床分期:

Ⅰ期:癌灶仅局限于阴道壁。

Ⅱ期:癌灶已扩散至阴道旁组织,但尚未达盆壁。

Ⅲ期:癌灶累及骨盆壁。

Ⅳ期:癌灶侵犯范围超出真骨盆,或侵犯膀胱黏膜和(或)直肠黏膜者(黏膜泡状水肿不列入此期),或出现远处转移。据此,又可以分为Ⅳa期和Ⅳb期。

Ⅳa期:癌灶直接蔓延超出真骨盆腔,或侵犯膀胱黏膜和(或)直肠黏膜。

Ⅳb期:出现远处转移。

阴道癌有哪些诊断方法?

确诊阴道壁病变性质并不困难,在阴道镜直视下定位活检即可。不过,要特别关注阴道穹隆,往往该处可以发现隐蔽的癌灶。此外,由于阴道位置特殊,与尿道和宫颈关系密切,加上原发性阴道癌发病率本来就比较低,故在确诊本病前需要严格排除继发性癌。假如宫颈部位可以观察到肿瘤病灶,应归为宫颈癌;假如肿瘤局限于尿道,应诊断为尿道癌。

▮▶ 阴道癌有哪些治疗方法?

大多数阴道癌治疗方法无外乎手术、放射治疗或化学治疗。与宫颈癌治疗方法类似,早期阴道癌以手术治疗为主,而中晚期则侧重于放射治疗和化学治疗。

手术治疗:阴道癌手术治疗的应用较为局限,主要应用于Ⅰ期阴道癌患者,即肿瘤局限于阴道壁者。根据癌灶部位的不同,制订不同的手术方案。

放射治疗:放射治疗是大多数阴道癌患者的首选治疗方法,也可以作为早期患者术后辅助治疗手段。

化学治疗:化学治疗作用十分有限,主要作为放射治疗或手术的辅助治疗手段。

干扰素治疗:有研究表明,阴道黑色素瘤患者术后应用大剂量干扰素可能有助于改善患者预后。

▮▶ 阴道癌的手术方式有哪些?

阴道癌的手术方式除了与肿瘤分期有关以外,还与肿瘤的生长部位相关。

(1)广泛子宫切除+阴道上段切除+盆腔淋巴结切除,适用于病灶位于阴道上段的Ⅰ期患者,阴道切缘距离病灶至少1cm。

(2)阴道大部分切除+腹股沟淋巴结切除,适用于病灶位于阴道下段的Ⅰ期患者,必要时切除部分尿道和外阴,并行阴道中下段成形术。

(3)全子宫切除+全阴道切除+腹股沟和盆腔淋巴结清扫,适用于癌灶位于阴道中段者,该术式创伤极大,故临床上多选择根治性放射治疗代替。

▐▶ 放射治疗在阴道癌中起什么作用？

在阴道癌治疗中，放射治疗既可以作为根治性治疗手段，也可以作为手术后的辅助治疗手段。放射治疗适用于所有期别的阴道癌，是大多数患者首选的治疗手段。其也可以作为手术后的辅助治疗手段，如果患者手术切缘阳性、脉管有癌栓，又或者存在盆腔或腹主动脉旁淋巴结阳性，此时应该补充放射治疗。

▐▶ 化学治疗在阴道癌中起什么作用？

化学治疗在阴道癌中的作用尚不明确，对于阴道非鳞癌患者，可以在根治性放射治疗或手术后补充 3~4 个疗程的联合化学治疗。

由于发现阴道的恶性肿瘤即阴道癌后需要鉴别继发或原发，特别是原发阴道癌较为少见，治疗困难，最好到有经验的专科医院就诊。

第八章

妊娠合并妇科肿瘤相关问题

妊娠合并妇科肿瘤基本知识

▐▶ 什么是妊娠合并妇科肿瘤？

恶性肿瘤通常有一定的发病时间，因此，较公认的观点是妊娠期间至妊娠后 1 年内发现的妇科肿瘤称为妊娠合并妇科肿瘤。良性肿瘤如妊娠合并子宫肌瘤，恶性肿瘤如妊娠合并宫颈癌、卵巢癌、外阴癌、阴道癌等。在妊娠合并的恶性妇科肿瘤中，最常见的为宫颈癌和非上皮性卵巢癌。

▐▶ 妊娠合并宫颈癌的流行病情况如何？

女性在妊娠期间可能会出现各种癌症，其中之一就是宫颈癌，其在怀孕或分娩中的发病率为 0.01%~0.1%，以 Ⅱ 期以前的早期宫颈癌居多。国外报道妊娠合并宫颈癌的发病率为 0.01%~0.10%，国内报道数据为 0.92%~7.05%。国内外研究的差异较大，可能是该病的定义、诊断方法等不同引起。妊娠期宫颈癌的发病年龄为 31.0~36.5 岁，诊断平均年龄为 30~35 岁，较非孕期宫颈癌的平均年龄要低 10 岁，近年来呈现年轻化趋势。

▐▶ 妊娠合并卵巢癌的流行病情况如何？

妊娠合并卵巢癌比较罕见，卵巢癌是妊娠合并妇科癌症的第二大疾病，占妊娠期恶性肿瘤的 3.6%。妊娠期卵巢肿瘤的发病率约为 1.14%，妊娠合并卵巢恶性肿瘤的发病率为 0.083/1000~0.359/1000。恶性生殖细胞瘤是最常见的妊娠相关的卵巢恶性病变。由于发病率较低，妊娠合并卵巢癌在世界范围内的流行病学情况并不是特别清楚。

▐▶ 妊娠合并阴道癌的流行病情况如何?

原发阴道癌是非常少见的妇科恶性肿瘤。发病率仅占女性生殖道恶性肿瘤的 1%,且高发于 60 岁以上的绝经后妇女,而非生育年龄妇女。因此,妊娠合并阴道癌的病例极其罕见,自 1963 年起,英文文献中仅有 13 例被报道。所有病例的肿瘤细胞类型均为鳞状细胞癌,50%的病例确诊时为Ⅰ期,其余病例均为Ⅱ期。以上病例中有 33%发生于妊娠早期,25%发生于妊娠中期,42%发生于妊娠晚期。有关肿瘤与妊娠的相互影响,目前尚不明确。

▐▶ 妊娠合并外阴癌的流行病情况如何?

外阴癌是罕见的妇科恶性肿瘤,美国每年每 10 万人约有 4 人发病,约占妇科恶性肿瘤的 4%。由于外阴癌少见,且多发生在 60 岁以上绝经后妇女,40 岁以下的年轻患者仅占全部外阴恶性肿瘤患者的 15%,因此,外阴癌合并妊娠极为罕见。但是外阴癌有年轻化趋势,英国人口调查显示,近年来年轻女性外阴癌发病率升高。因为随着性传播疾病的增加,HPV 感染率上升,更多的年轻女性出现外阴上皮内瘤变(CIN),即外阴癌前病变,所以将来妊娠合并外阴癌发病率可能还会升高。

外阴癌常见于经产妇,未生育女性少见。妊娠期外阴癌最常见的类型是鳞状上皮癌,其次为肉瘤、腺癌、黑色素瘤。约 60%妊娠期外阴癌发现时为Ⅰ期,大部分患者发生在中晚孕期,其中 54.8%见于中孕期,38.7%见于晚孕期,还有 3.2%见于早孕期,3.2%发生于产褥期。妊娠期外阴癌容易漏诊而延误诊断,原因如下:①阴道排液和流血症状,类似于妊娠期流产症状,易漏诊;②该年龄段很少考虑为恶性肿瘤;③孕期进行有创的活检让患者较难接受;④孕期湿疣及表皮内病损的发生率增加,这些病变易与外阴癌混淆。

▮▶ 妊娠合并葡萄胎的流行病情况如何？

妊娠合并葡萄胎是指多胎妊娠中葡萄胎(完全性或部分性)与正常胎儿共存。妊娠合并葡萄胎既往是一种罕见疾病，通常为个案报道，但近年来由于促排卵或辅助生殖的应用，相关报道逐渐增多。双胎妊娠合并葡萄胎的发病率为 0.001%~0.005%。其中大多数为完全性葡萄胎与胎儿共存，部分性葡萄胎与胎儿共存的发病率为 0.005%~0.01%。双胎妊娠合并完全性葡萄胎主要是通过超声检查确诊，胎儿染色体核型未见明显异常。其常见并发症包括严重阴道出血、重度子痫前期、甲状腺危象、羊水栓塞，常常发生胎儿宫内窘迫、生长受限、畸形、流产、早产、死胎，仅 40% 产科结局良好，发生滋养细胞肿瘤的风险为 15%~50%。

▮▶ 妊娠合并子宫肌瘤的流行病情况如何？

子宫肌瘤多发生于生育期妇女(30~50 岁)，超过 70% 的妇女会有或大或小的子宫肌瘤，多达 1/5 的妇女在生育期合并子宫肌瘤。事实上，子宫肌瘤合并妊娠的实际发病率可能更高，因为子宫肌瘤小且无症状，多数人对此毫不知情。随着现代妇女晚婚、晚育比例的升高，超声技术在产科领域的广泛应用，以及剖宫产率的增加，妊娠合并子宫肌瘤也越来越多地被发现了。流行病学调查显示，妇女在 25~29 岁生育对于子宫肌瘤的产生具有较好的预防作用，而月经初潮年龄早和晚育会增加子宫肌瘤发生的风险。

▮▶ 妊娠时妇科肿瘤会转移给胎儿吗？

理论上可能性很低。首先，母胎循环是两个独立的系统，母体和胎儿间存在胎盘屏障，阻止癌细胞进入胎儿；其次，如果癌细胞确实跨过胎盘屏障，胎儿免疫系统会识别并摧毁癌细胞。但转移非常迅速的恶性肿瘤，如黑色素瘤、非霍奇金淋巴瘤、白血病、肺癌、肉瘤等可能会由母亲转移给胎儿，这种情况极其罕见。2009 年日本一例白血病母亲，因为癌细胞出现了 HLA（人主要组织相容性抗原）DNA缺失，所以进入胎儿的癌细胞没有被淋巴系统摧毁，从而出现转移。如果为遗传相关性的妇科肿瘤，如 Lynch 综合征、遗传性乳腺癌和卵巢癌等，宝

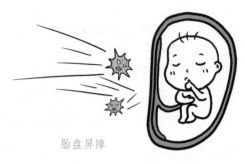

胎盘屏障

宝遗传了患癌基因，日后出现癌症的风险会明显增高。如果是感染引起的妇科肿瘤，宝宝在妊娠及生产时感染了病原体，如高危型 HPV，胎儿发生头颈癌症、生殖系统癌症的风险会增高。

▌▶ 妊娠会促进妇科肿瘤的蔓延转移吗？

理论上讲，妊娠期的生理变化，如免疫抑制、血管形成丰富、性激素增高、胎盘产生大量的生长因子等，都会刺激肿瘤的生长和转移。特别是雌激素依赖性癌症，如子宫内膜癌、乳腺癌、黑色素瘤等，生长更快。妊娠期肿瘤的诊断容易延误，所以发现时较多为晚期；因为合并妊娠，不能进行标准化治疗，因此预后欠佳。有研究回顾了 36 例妊娠期外阴癌，因为诊断延误，已进展到晚期，预后更差。也有学者报道，一例妊娠早期发现外阴癌患者，未进行治疗，产后进展为Ⅳ期。但是学者Stensheim将 516 例妊娠期癌症患者和 41 464 例非妊娠期癌症患者相比，癌症导致死亡的风险没有增高，其原因是特异性死亡风险没有增高。学者 Halaska 将 132 例妊娠期宫颈癌患者和 264 例非妊娠宫颈癌患者相比，发现生存率无差别。因为妊娠期妇科肿瘤患者较少，妊娠期治疗方案不一，基于目前的文献，难以比较妊娠期妇科肿瘤患者是否预后更差，不能确定妊娠是否促进妇科肿瘤的蔓延转移，而需要做进一步研究。

▌▶ 发现宫颈癌，可以继续妊娠吗？

对每一位妊娠期合并宫颈癌的患者，最佳治疗方案都需要由包括妇科、产科、儿科专家在内的多学科医生共同参与制订。是否可以继续

妊娠将依据以下四个方面考虑：患者(及其配偶)的意愿、宫颈癌的病理类型、此时的孕周、宫颈癌的分期。如果孕妇及其家属没有继续妊娠的需求，毫无疑问，建议立即终止妊娠，并根据宫颈癌的治疗指南开始对患者进行标准化治疗。反之，若是有继续妊娠的需求，则应权衡利弊，考虑是否可行。一般来说，保守原则仅限于鳞状细胞癌。结合孕妇此时的孕周，在 16 周前诊断的病例，由于推迟治疗会危及患者生命安全，一般不建议继续妊娠。孕龄 14~20 周期间，有部分患者可行手术和化学治疗，同时保留胎儿。孕龄 20 周之后，对于宫颈癌分期相对较早的患者(Ⅰa2 和 Ⅰb1 期)，可以在相应保护措施下继续妊娠。在权衡母亲和胎儿健康风险之后，建议妊娠不要超过 34 孕周。

▚▶ 发现卵巢癌，可以继续妊娠吗？

根据卵巢肿瘤为良性或恶性决定是否可以继续妊娠。若考虑良性肿瘤可能性大，且孕期较早，肿瘤<5cm，随访过程中肿瘤无明显变化，可以考虑继续妊娠至足月后行剖宫产或经阴道分娩，然后再决定肿瘤的处理方式。若随访的过程中肿瘤增长速度较快、增大明显、囊内有实性成分且高度怀疑恶性，应行手术。术中送冰冻检查，明确是否为恶性，若为恶性，按恶性肿瘤处理。妊娠合并卵巢恶性肿瘤患者，若强烈要求继续妊娠，可根据不同妊娠时期做不同处理。妊娠早期，可密切观察至孕中期行手术治疗，除非出现急腹症，否则不急于手术。手术应该在 16~18 周进行，并适时终止妊娠。妊娠中期，可行简单分期手术(患侧附件切除＋腹膜活检＋大网膜活检＋对侧附件活检／切除)，术后行辅助化学治疗，继续妊娠至胎儿成熟后行剖宫产术，同时行卵巢癌第二次探查手术。妊娠晚期，估计胎儿存活希望较大时，可立即行剖宫产术＋全面分期手术，术后再辅以足疗程化学治疗。

▮▶ 发现阴道癌，可以继续妊娠吗？

原发性阴道癌非常罕见，约占女性生殖道恶性肿瘤的 1%。多见于绝经后女性，所以妊娠合并阴道癌更加罕见。很难评估妊娠合并阴道癌的生存情况和预后。有人报道了 12 例妊娠合并阴道鳞状上皮癌，50% 为 Ⅰ 期，50% 为 Ⅱ 期；33% 在早孕期诊断，25% 在中孕期，42% 在晚孕期。这 12 例患者，至今只有 4 例存活（3 例 Ⅰ 期，1 例 Ⅱ 期），其余 8 例进展迅速。有 3 例新生儿结局良好。由此看来，妊娠合并阴道鳞状上皮癌预后可能不乐观。当妊娠遇上阴道癌鳞状上皮癌，如果是在早孕期或中孕早期，应该放弃妊娠。若是中孕晚期以后，可以考虑继续妊娠。有学者报道了 24 例孕期诊断的阴道或宫颈透明细胞腺癌病例，其中 14 例在早孕期诊断，6 例在中孕期，4 例在晚孕期。Ⅰ 期和 Ⅱ 期肿瘤中有 16 例是阴道癌，其中有 13 例获得长期存活，5 年和 10 年统计生存率与非孕期无明显差异。由此看来妊娠不会对透明细胞腺癌造成不利影响。鉴于腺癌的预后差，建议早孕期或中孕早期放弃妊娠。中晚孕期以后，可以考虑继续妊娠。但是如果病变广泛，放弃妊娠是更合理的选择。

▮▶ 发现外阴癌，可以继续妊娠吗？

外阴癌非常少见。多见于绝经后女性，而生育年龄女性较少见，妊娠合并外阴癌则更为罕见。假如很不幸在妊娠时发现外阴浸润癌，可以继续妊娠吗？因为该病罕见，目前这个问题缺乏大规模前瞻性研究，没有标准的答案。有文章总结了 1995 年至 2014 年的 36 例个案报道，平均年龄 30.7 岁，60.0% 为 Ⅰ 期患者，99.0% 于孕中晚期发病。生存分析显示，总的 5 年生存率是 61.3%，与非孕期相近。而 Ⅰ~Ⅱ 期为 86.4%，Ⅲ~Ⅳ 期为 0。作者认为，Ⅲ~Ⅳ 期 5 年生存率明显低于非孕期的原因可能是样本量偏小。妊娠状态并没有使外阴癌的预后变差，大部分患者可以继续妊娠。在报道新生儿结局的研究中，约 74% 的病例继续妊娠且新生儿结局良好。考虑到晚期外阴癌确实预后欠佳,而且文献也显示延迟诊治的患者预后明显差于及时诊治的患者;若是妊娠期发现早期外阴癌,可在切除肿瘤后继续妊娠;若是妊娠期发现晚期外阴癌,孕早期不建议继续妊娠,孕中晚期可考虑切除肿瘤后继续妊娠至胎儿可以存活。是否继续妊娠,需综合考虑癌症的分期、妊娠周数以及继续妊娠的意愿。

▮▶ 发现妊娠合并葡萄胎,可以继续妊娠吗?

妊娠合并葡萄胎,是指在多胎妊娠中葡萄胎(完全性或部分性)与正常胎儿共存。

双胎合并葡萄胎:发生率极低,为 0.0045%~0.001%。若继续妊娠,自然流产率高达 40%,早产率达 36%,子痫前期发病率达 20%。但产后持续性滋养细胞疾病的风险并不增加,且有约 40%的患者可分娩正常胎儿。所以,若不存在并发症,染色体核型正常,可在超声严密监测、动态监测 hCG 变化下继续妊娠。

三胎及四胎合并葡萄胎:较罕见,胎儿丢失率可高达 90%以上,不建议继续妊娠。

妊娠合并部分性葡萄胎:罕见。部分性葡萄胎中的胎儿由于三倍体导致胎儿畸形和胎儿生长受限,胎儿往往无法存活,不建议继续妊娠。

▮▶ 发现子宫肌瘤,可以继续妊娠吗?

目前,还没有预防子宫肌瘤的方法。但幸运的是,子宫肌瘤一般不会对妊娠产生不良影响,并且很少发生恶变。怀孕以后,雌激素和孕激素水平快速上升,子宫的血供明显增加,理论上讲,子宫肌瘤应该是不断增大的。但是实际上,50%~70%的子宫肌瘤大小改变不明显,22%~32%会增大,另有 8%~27%在孕期反而是缩小的。在产后 3~6 个月进行复查时,大约有 90%女性的子宫肌瘤会比孕早期检查时体积缩小。妊娠合并子宫肌瘤的风险主要由肌瘤生长的位置和大小决定。潜在的风险包括:孕期子宫肌瘤变性引起的下腹痛,子宫肌瘤可能会增加流产、早产、胎位异常、胎膜早破、胎儿宫内生长受限,剖宫产和产后出血的风险。但是,所有以上这些风险都非常罕见,大多数(约90%)合并子宫肌瘤的产妇不会有并发症,妊娠和产程都正常。少数人在怀孕前会被建议切除可能"制造麻烦"的子宫肌瘤,而一旦妊娠,则一般不建议行子宫肌瘤剔除术,因为孕期手术出血明显增加,而孕期子宫肌瘤的疼痛可能仅为下腹痛而已,医生多数会建议服用药物控制(如对乙酰氨基酚,布洛芬等)。而在产后,子宫肌瘤很可能缩小,如果没有缩小,应咨询专科医生。对于肌瘤剥除术后的患者,如果肌层没有受到严重损伤,可以参照VBAC(上次剖宫产本次阴道分娩)的处理原则考虑阴道试产,同时进行连续胎心监护,做好紧急剖宫产的准备。

▮▶ 妊娠期可以进行宫颈癌手术吗?

宫颈癌是妊娠女性中最常见的妇科恶性肿瘤,大多数孕妇确诊时为Ⅰ期。

早期妊娠(12周之前)、宫颈癌分期介于Ⅰa2~Ⅰb1期、有强烈妊娠需求的患者,一般可选择手术治疗。目前"保留胎儿的经阴道根治性宫颈切除术"已在部分早期宫颈癌妊娠患者中成功实施。而对于分期介于Ⅰb2~Ⅱa1期妊娠患者,若评估后可继续妊娠,且疾病没有出现意外的进展,那么在妊娠中晚期,严密监测母胎的同时给予患者必要的化学治疗将会是更好的选择。

▮▶ 妊娠期可以进行卵巢癌手术吗?

大约有0.75%的孕妇需要接受非产科手术,涉及的常见病包括胆囊炎、胆道疾病、卵巢良恶性疾病、外伤、宫颈疾病及肠梗阻,具体原因因人而异。

研究表明,腹腔镜手术可以在妊娠期的任何时间进行,但是孕期应该尽量避免,因为担心对胎儿有影响。可能的影响包括:气腹的压力使得子宫胎盘血流灌注不足导致胎儿缺氧;气腹所需的 CO_2 导致胎儿酸中毒,以及腹腔镜的穿刺器损伤子宫导致直接或间接损伤胎儿。开腹手术选择在中孕期的不良反应较小。切口类型取决于手术范围和孕周,通常纵切口可获取更好的暴露。如果证实为卵巢癌,手术原则和非孕期是一样的,只有某些特殊情况可以选择保守手术治疗。

▊▶ 妊娠期可以对葡萄胎进行清宫吗?

在希望正常胎儿可以继续妊娠的前提下定向清除葡萄胎,这种做法国内外均未见文献报道。葡萄胎生长速度快,病灶不局限;负压吸宫术无法在既不损坏正常胚胎又不诱发流产、早产的情况下,做到单纯清除葡萄胎病灶。减胎术应用于多胎妊娠、有减胎指征的患者,在 B 超引导下用细针将氯化钾直接注入被终止的胎儿心脏内,致其死亡。局部注射氯化钾无法令葡萄胎组织坏死,即使改用化学治疗药物局部注射,其致畸作用、对正常胎儿的影响均难以评估。另外其是否有效、有效剂量均是问题,故该方法并不适宜于妊娠合并葡萄胎。

▊▶ 妊娠期可以进行子宫肌瘤手术吗?

可以手术,但必须慎之再慎。因妊娠期子宫肌瘤大多数没有明显症状,且其手术处理可能导致出血多、妊娠丢失、子宫破裂等风险,所以我们对妊娠期子宫肌瘤的手术态度一向保守。除非短时间内明显增大难以排除恶性、疼痛且保守治疗无法缓解、阻塞产道、扭转、影响胎儿的妊娠情况等需考虑手术,否则妊娠期合并子宫肌瘤一般采取保守治疗。

▊▶ 妊娠期妇科肿瘤的化学治疗药物对胎儿有影响吗?

胚胎发育过程中有 3 个重要的时期。在生命的最初 2 周内,囊胚对致畸剂有抵抗,需要很多的外界因素方可杀死胚胎细胞,存活的胚胎不会出现器官的异常。第二个时期是器官分化期,从第 3 周到第 8 周(孕周的第 5~10 周),对致畸剂最为敏感。人类胚胎的器官发育期通常是在第 13 周结束。第三个时期是器官发育期,特点是胎儿和器官体积增大,接触致畸剂可影响胎儿的生长,但不会导致某一器官形态上的畸形。大脑和性腺除外,第二个时期后它们继续分化。

妇科肿瘤常用的化学治疗药物有顺铂、卡铂、紫杉醇、吉西他滨、甲氨蝶呤、5-氟尿嘧啶、放线菌素 D、环磷酰胺等。这些药物如果在妊娠早期应用,可导致胎儿畸形和丢失。若是孕中期和晚期用药,许多证据显示,它们不会导致明显的胎儿结构异常。但是有报道称,它们可能与早产、死胎和胎儿宫内生长受限有关。妊娠期接触这些药物后,子代有发生恶性肿瘤、性腺功能减退和神经功能异常的风险,但资料尚不充分,所以建议长期随访。

妊娠合并妇科肿瘤临床表现 ✏

▐▶ 妊娠合并宫颈癌的临床表现是什么？

妊娠期和产后 6 个月内出现宫颈癌即为妊娠合并宫颈癌,发病率为 0.01%~0.083%。宫颈癌的临床表现与分期有很大关系,早期宫颈癌往往没有典型的症状,而晚期出现的症状和妊娠期改变有所类似,常常被忽略,最终导致延误治疗。所以如果怀孕之后有下列表现,则要警惕宫颈癌,并尽快就医,排除宫颈癌:①宫颈液基薄层细胞学检查或 HPV 检测异常。几乎所有的Ⅰa 期和一半的Ⅰb 期宫颈癌都是没有症状的,早期宫颈癌的诊断主要依靠筛查,建议近 5 年没有进行过宫颈癌筛查的孕妇接受宫颈癌筛查。②异常阴道流血。妊娠合并宫颈癌最常见的症状是无痛性阴道流血,包括阴道点滴出血、性交后出血或者大量出血,而且不能用妊娠相关原因解释,如前置胎盘、胎盘早剥、异位妊娠、早孕流产或者滋养细胞疾病。③异常阴道流液。阴道流液增多,为米泔水样,伴有腥臭味,产生原因主要为癌组织坏死伴感染。④晚期症状。包括盆腔痛、腿痛,甚至出现慢性贫血、呼吸困难等,由于这些症状跟正常妊娠的表现相似,常常会被忽略。⑤妇科检查。宫颈赘生物可以在妇科检查时被发现,但是怀孕之后宫颈水肿或者正常的蜕膜反应会影响对早期宫颈癌的判断。

▌▶ 妊娠合并卵巢癌的临床表现是什么?

妊娠合并卵巢癌患者的临床表现与非妊娠期相似,但易被妊娠所掩盖,症状不典型。早期卵巢癌常无明显症状,部分患者可通过妇科检查或者影像学检查发现。晚期卵巢癌主要临床表现为腹胀、可触及腹部包块、腹腔积液、腹部或腰骶部疼痛。若肿瘤较大或浸润邻近组织,可引起相应的压迫症状。腹膜种植转移可引起腹腔积液,胃肠道转移可引起消化道症状,肿瘤破裂或扭转等可引起急性腹痛。

▌▶ 妊娠合并阴道癌的临床表现是什么?

阴道出血和分泌物异常是阴道癌最常见的症状。而妊娠期出血和分泌物异常病因众多,大家往往会忽视肿瘤的因素,临床上易被误诊。阴道上皮内瘤变或早期浸润癌可无明显的症状,或仅有阴道分泌物增多或接触性阴道出血。但因妊娠时期的特殊性,常常不能及时发现接触性阴道出血。随着病情的发展,可出现阴道排恶臭液或阴道不规则出血。晚期肿瘤侵犯膀胱或直肠时,可出现尿频、尿急、血尿、排便困难和腰骶部疼痛等。晚期患者可出现咳嗽、咯血、气促或恶病质等。

▌▶ 妊娠合并外阴癌的临床表现是什么?

外阴癌多见于 60 岁以上妇女,妊娠期外阴癌极其罕见。发生的部位以大阴唇居多,其次为小阴唇、阴蒂、尿道口周围,再次为前庭大腺及会阴。临床表现视其部位及病变早晚而不同。多数患者先有长期外阴瘙痒,然后局部出现丘疹、外阴结节或小溃疡,经久不愈,有些患者伴有外阴白斑。当肿瘤邻近或侵犯尿道时,可出现尿频、尿痛和排尿困难。病变进一步发展至晚期,表现为大溃疡,向深部或邻近器官浸润,外阴局部可大部分被"蚕食"而缺损呈"火山口"样，或局部结节性包块呈"菜花状"。肿物并发感染可出现疼痛、渗液和出血。若癌灶已转移至腹股沟淋巴结，可触及一侧或双侧腹股沟增大、质硬、固定的淋巴结。

▥▶ 妊娠合并葡萄胎的临床表现是什么？

该病常引起多种孕妇及胎儿并发症。停经后阴道流血最常见，量的多少不定，严重时可因葡萄胎前置胎盘植入或孕中期出现子宫破裂造成大出血，危及生命。

(1)子痫前期征象。较常见，可在妊娠 24 周前出现高血压、蛋白尿、水肿等子痫前期症状。

(2)子宫异常增大、变软。大多数患者子宫大于停经月份时子宫大小，质地变软。

(3)腹痛。因多胎及葡萄胎迅速增长使子宫过度扩张所致，常表现为阵发性下腹痛。

(4)妊娠剧吐。出现时间一般比正常孕吐早，症状较严重且持续时间长。

(5)甲状腺功能亢进。部分患者可出现轻度甲亢表现，如易怒、心率快、皮肤潮热等。

(6)胎儿并发症。宫内死亡或生长受限、流产、早产等。所以，凡出现以上症状者，应及时就医。

妊娠合并妇科肿瘤诊断相关问题 ✎

▥▶ 妊娠合并宫颈癌常用的诊断方法有哪些？

妊娠合并宫颈癌的诊断方法与非孕期宫颈癌诊断程序大致相同，称之为"阶梯检查"，即前一项检查内容异常时，则进行下一步检查项目。第一步：宫颈细胞学检查+高危型 HPV 检查；异常时再进行第二步：

阴道镜+宫颈活检,必要时行宫颈勺搔刮;仍然提示异常时,则进行第三步:诊断性锥切。需要注意的是,妊娠期除非发现特定的病理类型,比如不典型腺细胞或宫颈原位腺癌等,否则禁忌做宫颈勺搔刮,因为这有可能导致孕妇感染、胎膜早破、甚至流产等。行诊断性锥切也需要严格把握其适应证,否则也将导致出血、胎膜早破、绒毛膜羊膜炎、早产、流产等。此外,妊娠期间也可行影像学检查。超声检查可用于评估胎儿宫内生长情况,但对于宫颈癌病情监护意义不大。其他比较有诊断意义的是CT 和 MRI,其中 MRI 在软组织分辨方面更为有效。妊娠中晚期行 MRI 安全可行,可用于评估宫颈癌病灶体积的变化、浸润情况、淋巴转移等。但妊娠期不推荐行增强 MRI, 因为造影剂可能对胎儿产生不良影响。PET-CT 需要应用同位素,会产生放射线,亦不推荐。

▮▶ 妊娠合并卵巢癌常用的诊断方法有哪些?

可以通过以下三种方面发现及诊断卵巢癌。首先是妇科检查,早孕时通过双合诊或三合诊可触及附件区包块,这是早孕期诊断的最佳方法之一。其次, 影像学检查也是辅助检查之一, 最常用的为妇科 B 超。其优点为方便、快捷、安全、有效、价格低廉及无创,可反复操作。但是在孕晚期,子宫增大,胎儿及附属物的遮挡可降低检出率。若 B 超可的边界清晰的无回声区,多为非赘生性囊肿或良性肿物。若肿瘤内回声不均,囊壁轮廓不清,边缘不整齐,囊壁及分隔较厚,有突向囊腔的实性区,甚至伴有腹腔积液,则提示肿块为恶性可能性大。为提高 B 超诊断的准确性,Lcmer 等建立了一个预测恶性风险的评分系统,其阴性预测值可高达 99.6%。除此之外,还能通过 MRI 来协助诊断。其优点为安全、敏感性及特异性较超声高、诊断价值优于超声。MRI 可用于难以确诊或可疑恶性肿瘤的诊断。MRI 可提供三维平面图像、可描绘组织面及内容物, 而且可以更清晰地了解超声不能明确的盆腔深部、肌肉及骨的情况。但是 MRI 只用于超声无法为鉴别诊断提供依据时,最佳检测时间为孕 12 周以后。最后,也可以运用肿瘤标志物的检测来协助诊断,应进行多种肿瘤标志物联合检测,如 CA125、HE4、CA19-9、AFP、β-HCG、LDH 等。

▶ 妊娠合并阴道癌常用的诊断方法有哪些?

(1)妇科检查。妇科检查一般可窥见和扪及阴道腔内肿瘤,应仔细检查宫颈及外阴,以排除继发性阴道癌。阴道上皮内瘤变或早期浸润癌灶可仅表现为阴道黏膜糜烂充血、白斑或息肉状病灶。晚期病灶多呈菜花或溃疡、浸润状,可累及全阴道、阴道旁、子宫主韧带和宫骶韧带。亦可出现膀胱阴道瘘、尿道阴道瘘或直肠阴道瘘,以及淋巴结肿大和远处器官转移的表现。

(2)病理诊断。阴道壁的明显肿物可在直视下行病理活检确诊。阴道壁无明显肿物,但有异常表现,如充血、糜烂乃至僵硬者,则应行阴道细胞学检查,并借助阴道镜定位活检。若肿瘤位于黏膜下或软组织中,可行穿刺活检。

(3)其他辅助检查。肿瘤标志物、多普勒超声、MRI 等检查,通常对胎儿无明显不良影响,可以评估病变情况;PET-CT、CT 等放射性检查应权衡利弊,慎重选择。

▶ 妊娠合并外阴癌常用的诊断方法有哪些?

外阴癌比较少见,约占女性生殖系统恶性肿瘤的 4%,且多好发于绝经后的女性。妊娠合并外阴癌是极其罕见的。外阴癌可能无症状,但大多数患者会出现外阴肿块或溃疡,伴或不伴有疼痛,通常有长期瘙痒病史,可能与外阴营养不良相关。偶见阴道流血或阴道排液。对于妊娠期合并有上述症状的患者需行妇科检查。妊娠合并外阴癌的诊断必须有组织病理活检结果。若考虑病变局限在上皮内,首次诊断评估时需要对病灶行多点活检(多发病灶需从各病灶多处取材),以排除浸润癌。Keys 活检器是理想的活检工具。若怀疑病变为浸润癌,通常在门诊局麻下进行楔形或 Keys 活检即可确诊。活检应该包括部分皮下间质组织。

对于直径<2cm 的肿瘤,活检时最好不要切除整个病灶,否则难以根据肿瘤的边缘确定手术需要切除的范围。若病灶很小,希望一次性解决诊断和治疗的问题,避免二次手术,也可以在距离病灶边缘至少 1cm 的位置行局部广泛切除,并进行连续切片检查确定浸润深度。除活检外,还需要行宫颈细胞学检查、阴道镜检查。盆腔、腹股沟区的影像学检查可评估相应部位淋巴结、骨质情况。

▎▶ 妊娠合并葡萄胎常用的诊断方法有哪些?

(1)B 超。常在孕中期行 B 超检查时发现正常胎儿与葡萄胎共存。B超能诊断妊娠合并葡萄胎,但难以鉴别是完全性或部分性。

(2)血清 hCG 测定。其在诊断该病上存在一定局限性,但极高的血清 hCG 水平(>10^6 IU/L)提示侵袭性滋养细胞生长的风险增加。

(3)病理诊断。清宫后送病理,见葡萄样组织、胎儿及绒毛组织可确诊。但由于完全性葡萄胎的形态学改变常不典型,易被误诊为部分性葡萄胎,该方法也不能准确鉴别妊娠合并的是完全性还是部分性葡萄胎。

(4)产前诊断。这是鉴别妊娠合并完全性或部分性葡萄胎最准确的方法。可取葡萄胎组织及正常胎盘部位组织进行胎儿染色体核型分析,所有妊娠合并完全性葡萄胎的葡萄胎和正常胎儿均为二倍体。

(5)其他。血常规、肝肾功能、甲状腺功能、胸部 X 线片等。

▎▶ 妊娠期子宫肌瘤需要怎样监测?

在我国,妊娠合并了宫肌瘤发生率为 0.1%~3.9%,属于少见病。一般来说孕期定期产检时,需注意肌瘤的大小、性状的改变以及肌瘤与胎儿和胎盘的位置。如果肌瘤较小,位置靠近浆膜层,无自觉不适症状,那么在产检频率及项目上并无特殊,但是最好选择综合实力较强的医院产检。如果肌瘤>4cm,突向宫腔,位于子宫下段,增大明显或与胎盘关系密切,则应提高警惕,在定期产检的前提下,需要密切关注子宫肌瘤的变化,及时发现异常,防患于未然。孕期子宫肌瘤最容易出现"红色样变"，患者会突然出现持续固定位置腹痛、发热、阴道流血，合并白细胞增高及肌瘤部位压痛。大多数情况下抗炎、止痛、抑制宫缩等保守治疗即可缓解症状。但如果发现以下情况，需考虑手术：①肌瘤增长迅速，怀疑恶变；②红色样变的肌瘤，保守治疗无效；③浆膜下子宫肌瘤出现蒂扭转及感染，保守治疗无效；④肌瘤压迫周围组织，出现严重症状。到了孕晚期，某些肌瘤（如下段肌瘤，较大的肌瘤）有可能导致胎位异常、胎盘早剥甚至产后出血等可怕的并发症。因此，发现异常后何时终止妊娠、如何终止妊娠、如何检测等均要信任医生，听从医嘱，及时处理，切勿掉以轻心。

▐▶ 为什么在妊娠期要做阴道检查？

许多孕妇，尤其是有复发性流产病史的孕妇，在妊娠期产检时均比较抗拒阴道检查。但阴道检查对发现下生殖道畸形和下生殖道肿瘤至关重要。生殖道畸形：①阴道横隔，多位于阴道上段。若横隔厚且宽，在分娩过程中可能阻碍胎先露下降，需要剖宫产。②阴道纵隔。发生于单宫颈者，亦可能在分娩过程阻碍胎先露下降。若孕前未行检查发现异常，孕期的阴道检查可及时发现并决定分娩方式或在中孕期先行处理。妊娠期出现阴道流血是产科并发症的常见症状，但一定要注意排除妊娠合并宫颈病变、阴道病变。对孕前未行宫颈癌筛查的孕妇，妊娠期需行阴道、宫颈的检查，且建议行宫颈液基薄层细胞学检查。若阴道检查发现阴道、宫颈异常或细胞学异常，应根据情况进行阴道镜检查+异常组织活检。若怀疑宫颈浸润癌，肉眼无明显病灶，需行宫颈锥切术明确诊断。

▐▶ 妊娠期常规阴道检查的过程及注意事项有哪些？

患者取截石位，轻柔地置入阴道窥器，充分暴露宫颈和穹隆。将蘸有生理盐水的大棉枝湿润宫颈并轻轻拭去宫颈表面黏液。循序观察阴道壁、宫颈鳞状上皮、柱状上皮、转化区及血管等处有无异常。将蘸有

3%~5%醋酸液的大棉枝涂抹宫颈、穹隆及阴道壁上 1/3,观察醋白区颜色变化并拍摄照片。对碘无过敏的患者,可以在醋酸实验褪去后行碘试验。注意事项:妊娠期阴道壁松弛,宫颈黏液分泌增多,暴露较非妊娠期困难,如孕早期不能全面识别且不能行满意阴道镜检查者,可于 20 周后再行阴道镜检查。妊娠期阴道镜检查是安全的,但禁止行宫颈勺搔刮术。

妊娠期血运丰富,活检可能导致大出血,推荐对怀疑宫颈高级别病变或癌变才行宫颈活检。

▎▶ 妊娠期超声检查辅助诊断妇科肿瘤有哪些优缺点?

超声检查因其价格低、操作简单而成为妇科疾病诊断与普查的首选方法。妊娠期超声检查既可以了解肿瘤的位置、大小及形态,又可以观察肿瘤的内部结构、脏器来源、血流及其与周围组织的关系,同时还有助于判断肿瘤的性质。有研究认为,3D 增强能量多普勒超声检查诊断卵巢恶性肿瘤的灵敏性为 82%,特异性为 90%。妊娠期超声检查具有经济、无创伤、无放射及辐射损害、操作简便和不良反应少等优点;不足之处主要体现在对肿瘤周边组织有无侵犯及有无远处转移的判断较差。

▎▶ 妊娠期磁共振成像(MRI)检查辅助诊断妇科肿瘤有哪些优缺点?

磁共振成像(MRI)检查技术于 20 世纪 80 年代中期开始逐渐应用于产科领域。MRI 具有软组织分辨率高、无创伤、无电离辐射的优点,不需要特殊准备。MRI 不用注射放射性同位素就可成像,因此 MRI 平扫的安全性比较确定。关于 MRI 检查是否会影响胚胎发育,到目前为止还没有明确的界定。美国食品与药品管理局(FDA)建议 MRI 检查应在妊娠满 3 个月后进行。而 MRI 增强检查需要用到造影剂,只有在经过临床医生评估利大于弊的情况下才使用。MRI 检查可通过不同方位、多个平面显示盆腹腔结构的形态学变化,有利于对妇科肿瘤的位置、性质、诊断及临床分期做出正确判断。缺点是检查时间较长，患者要有足够的心理准备。

妊娠合并妇科肿瘤手术相关问题

▶ 妊娠合并宫颈癌怎样选择手术？

当考虑到手术方式的选择时，我们首先要考虑的是要不要继续妊娠。对于妊娠 20 周前发现的Ⅰa2 期及以上的宫颈癌，原则上建议终止妊娠并行宫颈癌的标准化手术治疗。如果不考虑继续妊娠，那么选择处理的方式与非妊娠期处理相同。如果选择继续妊娠，需综合考虑宫颈癌的恶性程度、妊娠周数及胎儿发育情况，采取个体化的管理方案。2018 年妊娠合并宫颈癌管理的中国专家共识建议：对于Ⅰa2~Ⅰb1 期、肿瘤直径<2cm、淋巴结阴性患者，可进行单纯的宫颈切除术或大的锥切；对于更高级别的宫颈癌，新辅助化学治疗是唯一可以保留胎儿至成熟的方案。宫颈癌Ⅰa1 期可选择延期治疗，严密监测管理，如未发现肿瘤进展，可以推迟到产后治疗。对于妊娠 20~33 周发现的Ⅰb 期以上的宫颈癌患者，可采用新辅助化学治疗后促进胎儿肺成熟再行剖宫产术。化学治疗最后一个疗程到预计分娩时间，应有 3 周间隔。≥33 周发现的Ⅰb 期以上的宫颈癌患者可直接促进胎儿肺成熟后行剖宫产术。

▶ 妊娠合并卵巢癌怎样选择手术？

需要考虑妊娠时期、手术时机、术中情况。如果为早期妊娠、晚期上皮性癌者，不建议保留胎儿及生育功能，应该行全面分期手术或减灭术。如果为中期妊娠，术中确定为卵巢癌，早期者可以考虑单侧附件切除和分期术(保留子宫和对侧附件)；晚期者可以考虑先行新辅助化学治疗，择期终止妊娠后再行减灭术。如果为晚期妊娠者，可以考虑择期行剖宫产终止妊娠，同时行全面分期手术或减火术。

▮▶ 妊娠合并阴道癌怎样选择手术？

妊娠合并阴道癌的治疗大多参考非孕期处理方案,根据肿瘤的分期、部位、大小、妊娠周数、患者年龄及对生育的渴望度来综合考虑。具体的手术方式如下。

(1)早期(Ⅰ期)患者可考虑选择手术治疗。

(2)如阴道癌发生的位置较高(发生在阴道上段),手术一般按照宫颈癌的手术范围进行,并且要切除足够长的阴道上段。

(3)如阴道癌发生的位置较低(阴道下段),需要按外阴癌的手术范围进行,同时也要切除足够长的阴道下段组织。

(4)发生在阴道中段的阴道癌一般选择放射治疗,因为如果选择手术,需要切除很长的阴道,术后若想保留阴道功能,需要同时进行阴道重建。

▮▶ 妊娠合并外阴癌怎样选择手术？

手术是妊娠合并外阴癌的主要治疗方式。手术的方式需根据妊娠的不同时期,是否保留胎儿,肿瘤的大小、部位、分期进行个体化选择。早孕期患者,Ⅰa期可考虑行病灶局部广泛切除术;Ⅰb期、Ⅱ期先行病灶局部广泛切除术,腹股沟淋巴结可待分娩后2~3周再行切除。如病变距中线1cm以内,或累及小阴唇,可行双侧腹股沟淋巴结切除;其他情况行患侧腹股沟淋巴结切除。Ⅲ~Ⅳ期患者由于术前或术后放射治疗+化学治疗可能性大,建议行人工流产术,术后2~3周再按非孕期行相关手术。中孕期患者,Ⅰa、Ⅰb、Ⅱ期治疗方案同早孕期,Ⅲ~Ⅳ期患者根据距分娩期的远近和是否保留胎儿的意愿,选择手术时机及是否终止妊娠。晚孕期患者,无论肿瘤期别如何,可考虑待分娩2~3周后再按非孕期行相关手术。

▎▶ 妊娠合并宫颈癌终止妊娠后，怎样选择手术？

妊娠合并宫颈癌终止妊娠后手术的选择与非妊娠期相同。对于要求保留生育功能的患者，Ⅰa 期根据宫颈切除术后锥切边缘是否阳性来决定后续手术方式；Ⅰa1 期且伴淋巴脉管浸润及 Ⅰa2 期患者也可直接行广泛宫颈切除加盆腔淋巴结清扫术；对于 Ⅰb1 期，推荐广泛宫颈切除加盆腔淋巴结清扫术。对于无生育要求患者，Ⅰa 期根据宫颈切除术后锥切边缘是否阳性来决定后续手术方式；Ⅰa1 期且伴淋巴脉管浸润及 Ⅰa2期患者可行次广泛全子宫切除加盆腔淋巴结清扫术，Ⅰb1、Ⅱa1 期患者首选的治疗方法是广泛全子宫切除加盆腔淋巴结清扫术，Ⅰb2、Ⅱa2 期患者首选放射治疗，也可行广泛全子宫切除加盆腔淋巴结清扫术，Ⅱb期及以上的晚期病例通常不采用子宫切除术。对于放射治疗后盆腔中心性复发或病灶持续存在者采用盆腔器官廓清术有治愈的可能。

▎▶ 妊娠合并卵巢癌终止妊娠后，怎样选择手术？

需要考虑是否还有生育的要求、病理类型、分期和分级。如果没有生育要求，早期者直接做"全面分期手术"：收集腹腔积液或盆腹腔冲洗液；子宫、双侧附件、大网膜切除，选择性盆腔（单侧卵巢肿瘤至少同侧）和腹主动脉淋巴结切除；黏液性肿瘤切除阑尾；腹膜多点活检。晚期者，尽最大努力行"满意细胞减灭术"：切除所有肉眼可见病灶。如果有生育要求，根据相应情况（Ⅰa 期/Ⅰb 期透明细胞癌、所有Ⅰ期/G1-2 上皮性癌、低度恶性潜能肿瘤、生殖细胞肿瘤或恶性性索间质细胞瘤）可行保守性手术。即行单侧附件切除术或双侧附件切除术，保留子宫，但需进行全面的手术分期以排除更晚期疾病。

▎▶ 妊娠合并阴道癌终止妊娠后，怎样选择手术？

妊娠合并阴道癌终止妊娠后，需根据肿瘤的分期及病变部位决定后续治疗,具体方法参照非妊娠期阴道癌的处理原则。由于阴道前壁邻近膀胱,后壁靠近直肠,手术治疗容易导致直肠、膀胱损伤,因此,阴道癌的治疗方法主要为放射治疗。但对位于阴道上 1/3 或下 1/3 的早期病变,如可达到足够的手术安全切缘,可手术治疗。对Ⅰ、Ⅱ期病变位于阴道上 1/3 者,可行广泛全子宫切除术、部分阴道切除及盆腔淋巴结清扫术;对Ⅰ、Ⅱ期病变位于阴道下 1/3 处,尤其近阴道口者,可行外阴广泛切除、部分阴道切除及腹股沟淋巴结清扫术;对于Ⅰ、Ⅱ期病变位于阴道中 1/3 者,或任何部位的Ⅲ、Ⅳ期患者,均应行根治性放射治疗,包括外照射及阴道后装放射治疗。

▮▶ 妊娠合并子宫肌瘤患者终止妊娠后,怎样处理?

妊娠合并子宫肌瘤终止妊娠后的处理取决于多种因素:妊娠结局、哺乳状态、肌瘤的大小和部位、再妊娠的意愿等。如果本次妊娠已分娩出健康的宝宝,且短期内没有生二胎的打算,经过专科医生评估后,可以考虑定期随访或保守治疗。对于想要单纯减小肌瘤体积的患者,可应用 GnRH-a、米非司酮;对于子宫肌瘤已经导致月经过多、贫血、疼痛且又不愿意手术治疗的患者,可应用口服避孕药、NSAID、止血药、宫内放置曼月乐药物环。但是需要注意,这些药物对哺乳均有影响,所以选择保守治疗的妈妈们要充分考虑利弊。如果子宫肌瘤是导致妊娠流产的罪魁祸首,那么肌瘤多半是突向宫腔内,或者体积较大、并发感染的,为了避免再次流产,可在专科医师的指导下选择手术剔除子宫肌瘤。根据术中情况需避孕 3 个月到 1 年不等,以避免下次妊娠子宫破裂的发生。一般来说,对于在剖宫产时是否需要同时切除子宫肌瘤尚有较大的争议。因为孕期子宫柔软、充血,切除子宫肌瘤时不易止血。如果子宫肌瘤为浆膜下带蒂,那么剔除难度较小,大出血风险也相对小,可以考虑同时切除。

▪▶ 妊娠合并宫颈癌,可以保留生育功能吗?

妊娠合并宫颈癌的诊断成立时是否可以保留生育功能,需要根据妊娠时限和宫颈癌的临床分期来决定。对于 FIGO 临床分期限于 Ⅰa1~Ⅰb1 期的患者,若患者对于本次妊娠非常期望,在知情同意以后,可以严密观察,每 6~8 周重复行阴道镜检查并继续妊娠,等到胎儿肺成熟时,剖宫产结束妊娠。对于 FIGO 临床诊断为 Ⅰb2~Ⅳa 以上的患者,推荐立即结束妊娠。如果患者坚决要求保留胎儿,经过严格的监护,疾病没有意外进展,可以在妊娠的中晚期给予患者必要的化学治疗。在妊娠不超过 33 周,胎儿肺成熟以后,行剖宫产结束妊娠。FIGO 临床分期为 Ⅳb 期的宫颈癌患者,孕周<20 周,选用药物或者手术终止妊娠,然后行化学治疗等辅助治疗。孕周>20 周,患者仍然坚持继续妊娠,可以试用新辅助化学治疗,待到孕 32~33 周,胎儿肺成熟后,行剖宫产结束妊娠。

▪▶ 妊娠合并卵巢癌,可以保留生育功能吗?

这个问题主要看病理类型、分期和分级。目前认为,Ⅰa 期/Ⅰb 期透明细胞癌、所有Ⅰ期/G1-2 上皮性癌、低度恶性潜能肿瘤、生殖细胞肿瘤或恶性性索间质细胞瘤可以考虑保留生育功能,需要结合实际情况而定。

▪▶ 妊娠合并阴道癌,可以保留生育功能吗?

若病灶位于阴道上、中段,应先终止妊娠,病灶位于阴道下、早期、且渴望生育者,可考虑先手术后继续妊娠至分娩。妊娠合并阴道恶性肿瘤,早期和中期应先终止妊娠进行阴道恶性肿瘤的治疗,妊娠晚期可考虑剖宫取胎后行阴道癌的治疗。妊娠合并阴道良性肿瘤的患者,在早孕和中孕期,阴道肿瘤较大,有压迫症状时,可以行引产,之后手术。珍惜胎儿者可以继续妊娠并严密观察,产后再予处理阴道肿瘤;对于孕晚期发现的阴道良性肿瘤,考虑分娩后再处理。妊娠合并阴道转移癌时,应注意肿瘤原发部位的诊治,如果手术范围大或术后需辅以放射治疗+化学治疗的患者需先终止妊娠。

▮▶ 妊娠合并外阴癌,可以保留生育功能吗?

对于妊娠合并早期外阴癌的患者,手术方式为局部广泛切除术±腹股沟淋巴结清扫术。手术本身不影响生育功能,已有年轻妇女外阴癌局部广泛切除术后成功妊娠并分娩的报道。如术后因切口瘢痕化影响性交,可考虑辅助生殖助孕,分娩期行剖宫产终止妊娠。对于晚期患者,如术前或术后行盆腔放射治疗,则会影响生育功能,行卵巢移位可保护卵巢功能。部分行新辅助化学治疗的患者,化学治疗过程中给予 GnRH-a 治疗可对保护卵巢功能有所帮助。

▮▶ 妊娠合并妇科肿瘤,保留生育功能手术后多久可以再次妊娠?

进行保留生育功能手术的前提是有效的肿瘤治疗方法。部分早期宫颈癌、子宫内膜样腺癌、卵巢上皮性癌、大部分交界性肿瘤、卵巢生殖细胞肿瘤和性索间质细胞瘤可以考虑保留生育功能。宫颈癌保留生育功能手术,因为重建了宫颈和盆底解剖,一般还需要放置宫腔支架,所以术后需要 3~6 个月的观察期,并且取出支架。但上述提到的其他肿瘤一般不影响子宫解剖,可以在正常月经来潮或肿瘤逆转为良性后及早妊娠。目前有关宫颈癌和卵巢恶性肿瘤术后辅助生殖技术的报道显示,保守术后行促排卵、IVI 等治疗,并不增加肿瘤的复发风险。如果以前没有不孕的相关因素,可尝试自然受孕,否则建议及早咨询生殖中心。子宫内膜癌保守治疗后妊娠率较低,最高约为 27.8%,可能与应用大剂量孕激素及多囊卵巢综合征等低雌激素持续刺激相关。为了得到有效的妊娠和避免复发,子宫内膜癌逆转为良性后宜及早妊娠,尽早咨询生殖医学专科。关于子宫肌瘤剔除术后多久可以妊娠,应根据手术过程中是否穿透子宫腔、手术方式等来决定。一般术后 3~6 个月可以再次妊娠。虽然有妊娠晚期或者生产时子宫破裂风险,但并无证据显示术后等待

1~2 年能够减少这个风险。因为很多患者超过 35 岁,等待时间过久反而会因为年龄太大而降低妊娠率、增加妊娠相关风险。但是,如果患者仅为浆膜下子宫肌瘤或者小的黏膜下子宫肌瘤,剔除术对子宫的形态和肌层无明显影响,则术后 1~2 个月即可考虑妊娠。

妊娠合并妇科肿瘤的随访

▌▶ 妊娠合并宫颈癌继续妊娠,怎样随访?

在我国,已经诊断为宫颈癌的孕妇能否继续妊娠,取决于诊断时的孕周和肿瘤的分期。原则上,我们建议在妊娠 20 周以前发现 Ⅰa2 及更高级别的宫颈癌孕妇终止妊娠,并接受治疗。对于强烈要求继续妊娠的宫颈癌患者,有下列的治疗原则:Ⅰa1 期可以期待治疗至生产;Ⅰa2~Ⅰb1 期、肿瘤直径<2cm、淋巴结阴性,进行单纯的宫颈切除或广泛锥切;Ⅰa2~Ⅰb1 期(肿瘤直径<2cm)、淋巴结阳性或 Ⅰb1 期(肿瘤直径≥2cm)或更高级别的宫颈癌,以铂类为主的新辅助化学治疗是唯一可以保留胎儿至成熟的方案。而一旦疾病进展,就建议根治治疗,所以继续妊娠过程中需要严密随访。

▌▶ 妊娠合并卵巢癌继续妊娠,怎样随访?

对于希望继续妊娠的卵巢癌患者,在妊娠早期主要是严密随访,包括影像学检查和血清标志物检查。影像学检查包括超声检查和磁共振成像(MRI)。超声检查是诊断卵巢肿瘤的可靠方法,MRI在评价妊娠期卵巢肿瘤时可以安全使用,其优点是可提供三维平面图像、描绘组织及内容物特点,尤其是超声不能明确的盆腔深部、肌肉及骨的情况,亦可通过 MRI 了解腹膜后淋巴结情况,总之,MRI 较超声诊断卵巢恶性肿瘤更准确。影像学检查结合肿瘤特异性血清标志物对卵巢恶性肿瘤的确诊率会更高。CA125 是最常用的肿瘤标志物。妊娠早期就有 CA125 的产生,受精卵植入后 2 周,血清 CA125 即有升高,妊娠 6~7 周达到高峰,以后逐渐下降,妊娠中晚期血清中就检测不到了。因此,妊娠早期发现卵巢肿物应定期进行影像学检查及妊娠中期后血清 CA125 的检测。另外,AFP、hCG 和 LDH 分别对内胚窦瘤、卵巢原发性绒癌和无性细胞瘤具有监测作用。

▮▶ 妊娠合并阴道癌继续妊娠,怎样随访?

妊娠合并阴道癌继续妊娠,需要在常规产检基础上着重保证母体和胎儿维持良好的状态,密切观察肿瘤进展情况、肿瘤治疗效果及治疗可能对母体和胎儿造成的影响,以便及时处理,继续妊娠。随访分别有以下 3 个方面。

(1)母体监护。包括一般的精神营养状态、生命体征、宫高腹围、产检 B 超及常规实验室检查,例如血常规、尿常规及肝肾功能等。

(2)胎儿监护。如胎儿生长发育监测及宫内安危的监测,可通过产科体检、产检 B 超、胎儿心电监护及孕母自数胎动获取信息。

(3)肿瘤方面的监测。治疗前可通过妇科检查及磁共振显像检查了解病变大小及扩散范围,以制订治疗方案。治疗后定期监测肿瘤标志物,如 SCCA(鳞状细胞癌抗原)了解治疗效果并监测复发,同时定期行磁共振等影像学检查以明确有无复发。同时,密切监测母胎情况,了解有无治疗的不良反应或并发症出现。

▮▶ 妊娠合并外阴癌继续妊娠,怎样随访?

妊娠合并外阴癌的患者继续妊娠,除常规产检外,亦需定期进行肿瘤专科复诊监测肿瘤情况。除了解患者的症状,主要通过外阴视诊、腹股沟淋巴结触诊及血清学检查进行随访。早、中孕期患者,如症状或临床检查可疑肿瘤进展或未控,可行 MRI 检查及病灶活检。如明确进展或未控,应再次与患者及家属沟通是否继续妊娠。如继续妊娠,考虑化学治疗,但不排除对胎儿发育造成影响;如终止妊娠,后续按非孕期处理。至晚孕期,根据胎儿成熟情况及患者病情适时终止妊娠。如外阴病灶大或手术瘢痕明显,阴道分娩可能导致外阴撕裂大出血者,考虑剖宫产终止妊娠。

▶ 妊娠合并葡萄胎继续妊娠,怎样随访?

若检查结果提示患者无立即终止妊娠的指征,则应向患者交代终止妊娠和继续妊娠的风险,根据患者意愿做出选择。若患者选择继续妊娠,需完善胎儿染色体、孕妇胸部 X 线片等检查。继续妊娠可能出现阴道流血、流产、早产、胎儿生长受限、妊娠期高血压疾病、感染等并发症。所以,产前监护除了常规产科监测外,要着重了解胎儿的发育、血压、感染指标等;还应注意有无咳嗽、胸痛及咯血等症状,必要时拍胸部 X 线片,监测有无肺部转移;监测血清 hCG 变化趋势;定期做 B 超检查了解病变范围、程度、有无肌层浸润。若胎儿染色体异常、患者出现重度妊娠期高血压、严重阴道出血、严重感染等严重并发症或怀疑葡萄胎恶变等,应终止妊娠。产后随访,同妊娠滋养细胞疾病随访相同。

▶ 妊娠合并宫颈癌治疗后,怎样随访?

妊娠合并宫颈癌患者在手术后若不需要放射治疗和化学治疗,术后第 1 个月应复查,检查宫颈锥切伤口或阴道残端愈合情况。术后 3 个月再次复查,复查内容包括妇科检查、宫颈液基薄层细胞学检查或阴道残端细胞学检查联合 HPV、肿瘤标志物 CA125(腺癌)、SCCA(鳞癌)、盆腔 B 超检查。若怀疑复发,考虑行 PET-CT 评估全身情况,且在复发治疗前需经病理证实。术后 2 年内每 3 个月复查一次,第 3~5 年内每半年复查一次,5 年以后可每年复查一次,复查内容同前。若术后需要放射治疗和化学治疗,需要在放射治疗前确保腹部伤口已愈合,后装治疗前确保阴道残端已愈合。完成放射治疗和化学治疗后随访的时间及内容与手术后相同。

▊▶ 妊娠合并卵巢癌治疗后,怎样随访?

对怀疑恶性卵巢肿瘤的妊娠妇女,在妊娠中期行卵巢癌分期手术(腹腔镜或开腹行患侧附件切除+腹膜活检+大网膜活检+对侧附件活检或切除),明确分期后选择合适的化学治疗方案,妊娠晚期行剖宫产术同时行卵巢癌二次探查手术。卵巢癌分期术±化学治疗后,应密切监测胎儿宫内发育情况,同时进行影像学及特异性肿瘤血清标志物检查,兼顾肿瘤-母体-胎儿三方面。

▊▶ 妊娠合并阴道癌治疗后,怎样随访?

妊娠早期和中期的患者,若未保留生育功能,按非孕期的方式随访;若保留生育功能,应在治疗后 1 个月、3 个月、6 个月行液基薄层细胞学和 HPV 检查,必要时行阴道镜检查及病理活检。同时正常定期产检,行孕期 B 超检查,监测胎儿发育情况,注意孕妇阴道流血及宫缩情况,若有先兆流产及时处理。妊娠晚期患者,应等患者分娩后,按非孕期情况随访。终止妊娠后随访时间和随访内容:随访时间为治疗后第 1 个月、第 3 个月、第 6 个月、1 年,之后每年都要复查;随访内容有患者的症状、妇科检查是否有阴道粘连及狭窄等。要做的检查有液基薄层细胞学检查、HPV 检查、B 超,必要时行盆腔 MRI 检查、阴道镜及病理活检。

▊▶ 妊娠合并葡萄胎治疗后,怎样随访?

既往研究认为,B 超监测葡萄胎以及卵巢黄素化囊肿体积减小、血清 hCG 逐渐下降是预后良好的指标,因此对于多胎妊娠合并葡萄胎的患者,需要密切监测葡萄胎及卵巢黄素化囊肿体积、血清 hCG 水平变化。若未出现明显并发症,可在密切监测下继续妊娠。当患者分娩或终止妊娠后,可按葡萄胎术后进行随访。随访方式:①每周复查1 次 hCG,直至连续 2 次阴性,然后每个月测一次,若血清 hCG 在 8 周内降至正常,4 个月后可结束随访;②患者在随访期间严格避孕 1 年,hCG 成对数下降者阴性后 6 个月可以妊娠,hCG 下降缓慢者应延长避孕时间。避孕方式推荐口服避孕药。

▥▶ 妊娠合并妇科肿瘤患者娩出的胎儿,怎样进行评估?

妊娠合并滋养细胞疾病患者娩出的胎儿,需结合胎儿和病灶的关系、病理诊断、核型进行评估。如为完全性葡萄胎合并妊娠(双胎)、部分性葡萄胎合并妊娠(双胎)、妊娠合并绒癌(双胎)、胎盘部位滋养细胞肿瘤合并妊娠,核型正常之新生儿预后较好。发生胎儿生长受限、早产等情况时,重点是对新生儿各系统发育状况的评估。另有部分性葡萄胎之胎儿,其核型为三倍体或嵌合体,多在早孕期死亡;出生时仅能短期存活,多存在窒息、畸形,文献报道其新生儿最长存活时间仅为 10.5 个月。恶性肿瘤对胎盘组织进行病理检查是必要的,重点是绒毛组织。肿瘤细胞最常侵犯胎盘的位置是绒毛间隙,其可通过血液向胎儿转移,转移发生率在 25%以下。对脐带血脂肪膜进行细胞学检查可帮助确定肿瘤有无发生母胎间转移。肿瘤侵犯胎盘时,新生儿属高危人群,需进行为期 2 年的严密随访(每半年复诊 1 次)。复诊时需进行体格检查、胸部 X 线片和肝肾功能检查。如果出现新生儿肿瘤,要对母婴的肿瘤组织进行检测,包括肿瘤细胞的核型、基因型、组织相容性抗原(HLA)类型,最好明确母婴肿瘤的克隆类型。若胎盘组织正常,则采用一般的随访方法。

妊娠合并妇科肿瘤的社会心理问题及营养饮食 ✏

▥▶ 妊娠合并妇科肿瘤患者有心理压力应该怎么办?

妊娠合并妇科肿瘤患者和家属都背负着沉重的思想负担,尤其是那些年轻还没有生育的妇女,生育器官的丧失就意味着永远失去了成为母亲的权利。由于对于疾病的恐惧,患者往往会产生紧张、焦虑、愤怒、抑郁、幻想等情绪,一方面担心疾病是否因为妊娠或延误治疗而加重,另一方面担心疾病本身或相关治疗是否会对胎儿产生不利的影响,如果从此失去了生育的能力可能还会带来一系列的家庭和社会问题。那么,有心理压力的患者该怎么办?首先,患者要充分了解自己的病情及是否会影响胎儿的生长发育,多与医生沟通,了解治疗方案以及副作用。在治疗过程中咨询相关医疗信息,对自身疾病有一个正确的认识,消除不必要的恐惧情绪,建立合理的认知,以科学的心态面对疾病,配合临床治疗。如果心理压力不能有效缓解,可以咨询心理医生,通过情绪干预的方法克服负性心理对妊娠带来的影响。适当地参加喜爱的活动,分散注意力,减少躯体上的痛苦和精神上的紧张情绪,减轻和缓解焦虑、紧张、抑郁症状,消除其对妊娠产生的不利心理影响。以良好的心态面对妊娠和疾病,为治疗提供心理保障。

▮▶ 妊娠合并妇科肿瘤患者如何保持良好的心态?

良好的心态是治疗疾病的重要保障。妊娠合并妇科肿瘤患者保持良好的心态对于患者疾病发展和胎儿发育都至关重要。确诊为妇科肿瘤后,要持有积极的心理,情绪平和,心境安详。正视自己的病情,妥善安排工作及家庭,对医治抱有希望,期盼着自己所患的肿瘤能被治愈,或者病情得到控制,不再继续发展,或者通过治疗使疼痛等不适症状明显减轻,使生命得到延续。积极配合医务人员治疗,往往会取得较好的治疗效果。了解分娩期保健知识,自测胎动,按时产检,按孕周行必要的化验检查,平日卧位多以左侧卧位为佳,注意阴道分泌物情况,随时复诊。适当运动,劳逸结合,多进食高热量含有丰富蛋白质、脂肪、糖类、维生素和微量元素食物,以增加机体抵抗力,满足继续妊娠的需要。在入院后,可以主动与医生、病友、亲人谈心,了解病情。面对现实,振奋精神,设法提高战胜疾病的信心。以正确的态度对待手术,主动配合治疗。

▮▶ 妊娠合并妇科肿瘤患者饮食有哪些注意事项？

妊娠期的饮食除了需要保证胎儿生长的正常营养之外,也要注意健康饮食。多食新鲜蔬菜、水果,补充必需的维生素和电解质。坚持高蛋白、低脂肪饮食为主,食物粗细搭配,保证多样性,每天吃新鲜的奶制品,如牛奶、酸奶等,每天吃适量的鱼、禽、蛋和瘦肉,可补充人体所需的蛋白质。每天保证足量饮水,少喝碳酸类饮料。适当进食菌菇食物,如香菇、蘑菇、冬菇和黑木耳等。香菇不仅有良好的抗肿瘤作用,还能提高机体免疫能力。也可以适当补充海带、海参等海产品,从这些海产品中可摄取多种抗肿瘤活性物质。常吃含有抑癌作用的食物,如卷心菜、紫茄子、大蒜、芦笋、萝卜、黄瓜、西蓝花等。食物应尽量保持新鲜、卫生。

▮▶ 哪些食物是妊娠合并妇科肿瘤患者要"忌口"的？

忌食刺激性食物,如辣椒、花椒等辛辣刺激性食物,不吃盐腌制及烟熏火烤的食物,尤其是烤煳焦化了的食物。忌高脂肪饮食,如油炸、油煎类食品,肥肉等油腻性食物。不抽烟,不喝酒,因为烟草中含有多种致癌物质。少食用高甜度食物(如巧克力等),过多的甜食会在体内发酵、产酸,易引起胃肠不适。少食用含有激素成分的胎盘、羊胎素之类的补品或者含有雌激素的美容保健品。少食用含激素类成分饲料喂养的水产及家禽等食物。

防癌抗癌新媒体科普平台

一、网站

1.中国抗癌协会：

　http://www.caca.org.cn/

2.中国抗癌协会肿瘤防治科普平台：

　https://www.cacakp.com/

3.中国抗癌协会神经肿瘤专业委员会：

　http://www.csno.cn/

4.甲状腺肿瘤网：

　http://www.thyroidcancer.cn/

5.中国抗癌协会肿瘤标志专业委员会：

　http://tbm.cacakp.com/

6.中国肿瘤营养网(中国抗癌协会肿瘤营养专业委员会)：

　http://cancernutrition.cn/ainst-1.0/

7.中国抗癌协会肿瘤心理学专业委员会：

　http://www.hnca.org.cn/cpos/

二、新媒体平台

1.中国抗癌协会官方 APP　　　　　2.中国抗癌协会科普平台(微信公众号)

3.中国抗癌协会科普平台（今日头条）

4.中国抗癌协会科普平台（微博）

5.中国抗癌协会科普平台（学习强国）

6.中国抗癌协会科普平台（人民日报）

7.中国抗癌协会科普平台（网易新闻）

8.中国抗癌协会科普平台（新华网客户端）

9.中国抗癌协会肿瘤防治科普平台

10.中国抗癌协会科普平台（人民日报健康客户端）

11.CACA 肿瘤用药科普平台

12.CACA 早筛科普平台

与医生一起
做家庭健康卫士

我们为阅读本书的你，提供以下专属服务

用药指南
随时查询药品说明书
及注意事项

交流社群
寻找一起阅读的
朋友

读书笔记
边读边记，好记性
不如烂笔头

在线复诊
在家中与医生对话，
进行在线复诊

扫码获取健康宝典